Paula Torrano Belmonte
Lydia Fructuoso González

Evaluación de riesgos laborales en un hospital general universitario

Paula Torrano Belmonte
Lydia Fructuoso González

Evaluación de riesgos laborales en un hospital general universitario

Análisis de los riesgos laborales del personal de un hospital y la planificación de la actividad preventiva

Editorial Académica Española

Imprint
Any brand names and product names mentioned in this book are subject to trademark, brand or patent protection and are trademarks or registered trademarks of their respective holders. The use of brand names, product names, common names, trade names, product descriptions etc. even without a particular marking in this work is in no way to be construed to mean that such names may be regarded as unrestricted in respect of trademark and brand protection legislation and could thus be used by anyone.

Cover image: www.ingimage.com

Publisher:
Editorial Académica Española
is a trademark of
Dodo Books Indian Ocean Ltd. and OmniScriptum S.R.L publishing group

120 High Road, East Finchley, London, N2 9ED, United Kingdom
Str. Armeneasca 28/1, office 1, Chisinau MD-2012, Republic of Moldova, Europe
Printed at: see last page
ISBN: 978-3-330-09358-4

Tabla de contenido

1. Síntesis del TFM

Este proyecto de trabajo de fin de máster recoge la evaluación del riesgo de distintos puestos de trabajo del hospital general universitario "Virgen de los Milagros", especialmente en el servicio de farmacia. Además de la evaluación de los riesgos, también se plantearán medidas y controles preventivos.

La evaluación se realizará contemplando las tres disciplinas de prevención de riesgos laborales.

- <u>Seguridad Laboral</u>: Utilizando el enfoque general del INSST (Instituto Nacional de Seguridad y Salud en el Trabajo) para la evaluación de riesgos. Se analizarán las condiciones laborales del personal de mantenimiento del hospital.

- <u>Higiene Industrial</u>: Se examinará la exposición a agentes biológicos a los que se enfrenta el farmacéutico especialista en microbiología. Para ellos se usará el método Biogaval Neo.

- <u>Ergonomía y Psicosociología aplicada</u>: Se realizará la evaluación ergonómica de los riesgos relacionados con el uso de equipos con pantallas de visualización del puesto de trabajo de un farmacéutico residente utilizando el método ROSA.

Las medidas preventivas o correctivas, junto con los controles a ser aplicados, serán derivados de la Planificación de la Actividad Preventiva, la cual estará fundamentada en las evaluaciones de riesgo realizadas. Se determinarán prioridades en base a la magnitud de los riesgos identificados, teniendo en cuenta factores como la probabilidad de ocurrencia, la severidad del impacto y la potencial repercusión en un colectivo. De esta forma, se establecerán plazos más inmediatos para abordar aquellos riesgos que demanden una intervención prioritaria.

2. Conclusiones

El estudio llevado a cabo en el servicio de farmacia del hospital "Virgen de los Milagros" ha detectado varios riesgos en los puestos evaluados en las tres áreas técnicas de prevención. Como resultado, se han diseñado estrategias preventivas efectivas para disminuir la probabilidad de que estos riesgos se concreten o tengan consecuencias adversas. Asimismo, se han programado una serie de controles para asegurar que los riesgos identificados se mantengan dentro de límites aceptables y se adopten las medidas adecuadas.

En el puesto de personal de mantenimiento, evaluado bajo la disciplina de seguridad en el trabajo, se han identificado diversos riesgos entre los que destacan los riesgos de caídas desde diferentes alturas, la caída de objetos almacenados, contactos eléctricos, exposición a materiales irritantes, sobreesfuerzos o carga física, entre otros.

En la evaluación de higiene industrial para el puesto de farmacéutico microbiólogo, se ha detectado una alta exposición a agentes biológicos, ninguno de los cuales supera el límite de exposición biológica, por lo que no se considera que exista un riesgo biológico intolerable. Los parámetros que se pueden mejorar mediante medidas preventivas incluyen la frecuencia de realización de tareas de riesgo, la vacunación de los trabajadores y las medidas higiénicas.

Finalmente, la evaluación en el ámbito de ergonomía y psicosociología aplicada revela un riesgo significativo de carga física para el puesto de farmacéutico residente. Este riesgo se debe en parte a una silla no ajustable que obliga a adoptar posturas perjudiciales, a la postura forzada durante el uso del teléfono debido a la falta de manos libres y a la ausencia de un reposapiés.

3. Exposición de motivos

3.1. Razones para la elección de la temática

En la actualidad, soy farmacéutica interna residente (FIR) y desempeño mis funciones en el servicio de farmacia de un hospital general universitario.

La elección de esta temática surge de mi interés en aplicar y poner en práctica los conocimientos adquiridos durante mi formación en este máster de prevención de riesgos laborales, especialmente dentro de mi propio entorno laboral.

Durante estos años trabajando en el ámbito hospitalario, he sido testigo de diversos accidentes laborales. La selección de los puestos de trabajo a evaluar está presente en mi día a día y son llevados a cabo por mis compañeros e incluso por mí misma.

3.2. Objetivos

La seguridad en el entorno hospitalario es de vital importancia, ya que cualquier incidente o error puede tener repercusiones tanto para el personal como para los pacientes. Con la constante introducción de nuevos medicamentos, tecnologías y procedimientos, los riesgos laborales en los distintos puestos de trabajo de los hospitales pueden variar. Por lo tanto, es fundamental realizar una revisión actualizada para contribuir a una mejora continua mediante la identificación y el abordaje de los riesgos laborales en este entorno.

Además, este estudio busca fomentar una cultura de seguridad entre los trabajadores. Investigar y abordar estos aspectos puede fortalecer la cultura de seguridad dentro del hospital, lo cual es crucial en un entorno tan complejo. A menudo, la atención se centra en los riesgos de exposición a agentes biológicos, lo que puede descuidar otras dimensiones de la seguridad laboral, como son los aspectos de ergonomía. Por ello, es necesario abordar de manera integral todos los aspectos relacionados con la seguridad en el lugar de trabajo para promover un entorno laboral más seguro y protegido tanto para el personal como para los pacientes.

4. Metodología:

MODALIDAD	EVALUACIÓN	METODOLOGÍA	REFERENCIAS LEGALES
Seguridad en el trabajo	Evaluación de los riesgos laborales en el puesto de personal de mantenimiento	Método general de evaluación del INSST[1] descrito en el DD.014 (documento divulgativo) de 1996 sobre Evaluación de riesgos laborales	- Ley 31/1995 de 8 de noviembre de Prevención de Riesgos Laborales. - Real Decreto 39/1997, de 17 de enero, por el que se aprueba el Reglamento de los Servicios de Prevención.
Higiene industrial	Evaluación específica de exposición a agentes biológicos de un farmacéutico microbiólogo	Método Biogaval-Neo del Manual práctico para la evaluación del riesgo biológico en actividades laborales diversas (2018) del INVASSAT (Instituto Valenciano de Seguridad y Salud en el Trabajo)	- Ley 31/1995 de 8 de noviembre de Prevención de Riesgos Laborales. - Real Decreto 39/1997, de 17 de enero, por el que se aprueba el Reglamento de los Servicios de Prevención. - Real Decreto 664/1997, de 12 de mayo, sobre protección de los trabajadores contra la exposición a agentes biológicos durante el trabajo.
Ergonomía y Psicosociología aplicada	Evaluación ergonómica del puesto de farmacéutico residente, riesgo relativo a la utilización de equipos con pantalla de visualización	Método ROSA (Evaluación Rápida de Sobrecarga en Oficinas), detallado en la Nota Técnica de Prevención 1173 del año 2022	- Ley 31/1995 de 8 de noviembre de Prevención de Riesgos Laborales. - Real Decreto 39/1997, de 17 de enero, por el que se aprueba el Reglamento de los Servicios de Prevención. - Real Decreto 488/1997, de 14 de abril, sobre disposiciones mínimas de seguridad y salud relativas al trabajo con equipos que incluyen pantallas de visualización

Tabla 1. Metodología empleada en las disciplinas preventivas de carácter técnico.

---

[1] El Instituto Nacional de Seguridad e Higiene en el Trabajo (INSHT) modificó su nombre en el 2018 a Instituto Nacional de Seguridad y Salud en el Trabajo (INSST). Se unifican todas las menciones a este último nombre.

5. Descripción de la actividad y estructura de la empresa / organización

5.1. Datos de la empresa, actividad/es desarrollada/s y/o proceso/s productivos, estructura organizativa.

El servicio de farmacia del hospital general "Virgen de los Milagros" es un servicio central que está a disposición de todos los trabajadores y pacientes del hospital.

Desempeña un papel fundamental en la atención sanitaria, realizando diversas funciones clave, como:

- La gestión clínica de los medicamentos, asegurando la efectividad y seguridad de la farmacoterapia, basándose en la evidencia científica y la farmacoeconomía.
- La dispensación de medicamentos, tanto en el ámbito hospitalario como en la unidad de pacientes externos, garantizando que reciben el medicamento más adecuado.
- Elaboración de fórmulas magistrales y monitorización farmacocinética.
- Interacción con servicios clínicos del hospital, organizando el proceso global de utilización de medicamentos para asegurar que el paciente recibe el tratamiento más idóneo.
- Gestión económica de los medicamentos.
- Docencia e investigación, contribuyendo a la mejora continua de la práctica farmacéutica.

En el mismo servicio de farmacia contamos con personal no sanitario como celadores, personal de mantenimiento y personal de limpieza, que se encargan de las tareas de almacenamiento de la medicación, cuidado de servicios técnicos e infraestructuras del servicio de farmacia.

Dentro del personal sanitario, encontramos al personal técnico auxiliar y al personal facultativo. El personal técnico auxiliar de farmacia se dedica a todas las actividades que implican una manipulación directa de los medicamentos: preparación de los carros de medicación para dispensar a las plantas o elaboración de fármacos. El personal facultativo incluye a los farmacéuticos especialistas y a los residentes. Como farmacéuticos especialistas figuran el de la especialidad de oncología, microbiología, nutrición, farmacocinética, pacientes externos o ensayos clínicos.

5.2. Características principales del lugar de trabajo.

El servicio de farmacia del hospital general se encuentra situado en la planta baja del hospital. Dispone de una superficie de 800 m² repartidos entre almacén, zona de despachos y zona de laboratorio (farmacotecnia, oncología y microbiología).

Dispone de dos accesos principales para personal y uno exclusivo para pacientes externos, y un acceso exclusivo para la recepción de medicación.

En el servicio de farmacia, podemos diferenciar las siguientes áreas:

- <u>Área de recepción y descarga</u>: Espacio dedicado a la recepción de medicamentos, productos sanitarios y otros suministros.
- <u>Almacén o depósito centralizado</u>: Espacio diseñado para el almacenamiento a largo plazo de medicamentos y productos sanitarios.
- <u>Zona de dispensación</u>: Donde se preparan y dispensan medicamentos para pacientes hospitalizados y ambulatorios.
- <u>Zona de laboratorio</u>:
  o <u>Farmacotecnia</u>: sala estéril donde se realizan las fórmulas magistrales en condiciones de asepsia
  o <u>Oncología</u>: sala estéril donde se realizan medicamentos citotóxicos en condiciones de asepsia. Dispone de cabina de flujo laminar y campana extractora.
  o <u>Microbiología</u>: sala estéril donde se realizan aislamientos microbiológicos en condiciones de asepsia. Dispone de cabina de flujo laminar y campana extractora.
- <u>Sala de administración y oficinas</u>: Donde el personal realiza tareas administrativas, como la gestión de pedidos, la atención a proveedores, la coordinación con otros departamentos del hospital, docencia e investigación.

- <u>Área de gestión de residuos</u>: Espacio designado para la eliminación adecuada de medicamentos caducados, residuos tóxicos y otros desechos relacionados con la farmacia.

5.3. Puestos de trabajo y sus principales características.

El servicio de farmacia se compone de 20 trabajadores distribuidos según las áreas y funciones, descritos en la siguiente tabla:

Jefa de Servicio	Funciones: Dirección, organización y gestión de la Farmacia. Horario: 8:00-15:00 de lunes a viernes.
8 farmacéuticos hospitalarios (4 especialistas y 4 residentes)	Funciones: Revisión de todos los tratamientos diarios, validación de los tratamientos oncológicos, adquisición de medicamentos extranjeros o en situaciones especiales, prescripción de nutrición parenteral y enteral, dispensación a pacientes externos, aislamientos microbiológicos, determinación de resistencias a antibioterapia. Horario: 8:00-15:00 o de 15:00 a 22:00 de lunes a viernes.
4 técnicos auxiliares de farmacia	Funciones: Elaboración de fórmulas magistrales, medicamentos citostáticos y peligrosos, elaboración de nutriciones parenterales y preparación de los carros de medicación para el hospital. Horario: 8:00-15:00 o de 15:00 a 22:00 de lunes a viernes.
2 celadores	Funciones: Recepción y organización de medicamentos y productos sanitarios en el almacén principal. Horario: 8:00-15:00 o de 15:00 a 22:00 de lunes a viernes.
2 trabajadores de mantenimiento	Funciones: mantenimiento de servicios técnicos e infraestructuras Horario: 8:00-15:00 o de 15:00 a 22:00 de lunes a viernes.
1 limpiadora	Funciones: limpieza del servicio Horario: 8:00-15:00 o de 15:00 a 22:00 de lunes a viernes.
2 farmacéuticos administrativos	Funciones: Gestión comercial, pedidos al laboratorio, negociación de condiciones económicas y solución para desabastecimientos Horario: 8:00-15:00 o de 15:00 a 22:00 de lunes a viernes.

Tabla 2. Descripción del personal en el servicio de farmacia.

5.4. Instalaciones, maquinaria, equipos.

En el servicio de farmacia, el equipamiento técnico es fundamentales para asegurar una dispensación y preparación adecuada de los medicamentos, así como para mantener el control de inventarios y garantizar la seguridad del paciente. A continuación, se mencionan las máquinas y equipos presentes:

Sistema automatizado de dispensación de medicamentos: Permiten una dispensación controlada y monitorizada de los medicamentos a las diferentes unidades del hospital.

Robot de dispensación: Ayudan en la selección, dispensación y reposición de medicamentos, mejorando la eficiencia y reduciendo errores.

Cabinas de flujo laminar: Se utilizan para preparar medicaciones estériles, como quimioterapia, nutrición parenteral y aislamientos microbiológicos, garantizando un ambiente aséptico.

Equipos de preparación y acondicionamiento: Como encapsuladoras y agitadores, utilizados en la elaboración de fórmulas magistrales.

Frigoríficos y congeladores: Para el almacenamiento de medicamentos que requieren temperaturas controladas. Estos equipos tienen alarmas y sistemas de monitorización para asegurar que se mantenga la temperatura adecuada.

Sistemas de etiquetado y codificación: Para etiquetar adecuadamente los medicamentos y preparaciones.

Instalación eléctrica.

Sistema de climatización para asegurar la correcta conservación de los medicamentos.

Suministro de agua y desagües.

Instalación de sistemas de extinción de incendios, con la presencia de extintores homologados.

6. Identificación, evaluación de riesgos y propuesta de medidas preventivas

6.1. Disciplina de Seguridad en el Trabajo

6.1.1. Objeto y alcance:

En esta disciplina preventiva se evaluará el trabajo realizado por el personal de mantenimiento del servicio de farmacia. Se analizarán las circunstancias específicas relacionadas con este puesto que podrían derivar en un accidente laboral. Tras identificar los riesgos significativos en términos de seguridad laboral, se propondrán las medidas preventivas pertinentes.

Las actividades fundamentales en este puesto de trabajo incluyen el mantenimiento y reparación de instalaciones eléctricas, sistemas de climatización y ventilación, equipamiento técnico y la infraestructura del edificio:

- **Instalaciones eléctricas:** Esta actividad abarca el mantenimiento preventivo y correctivo de los sistemas eléctricos, como la red de distribución eléctrica, cuadros de mando, iluminación y tomas de corriente. Incluye tareas como inspecciones, reparaciones, modificaciones y actualizaciones de las instalaciones eléctricas.
- **Sistemas de climatización y ventilación:** El personal de mantenimiento se encarga del mantenimiento de los sistemas de climatización, ventilación y aire acondicionado. Además, realiza tareas como la revisión, limpieza y reparación de equipos frigoríficos destinados a la conservación de medicación.
- **Equipamiento técnico:** Una de las responsabilidades clave es el mantenimiento y reparación del equipamiento técnico utilizado en el servicio de farmacia del hospital, como robots de dispensación, reenvasadoras y cabinas de flujo laminar. Esto implica realizar inspecciones, calibraciones, ajustes y reparaciones para asegurar el correcto funcionamiento y la seguridad de estos dispositivos.
- **Infraestructura del edificio:** El personal de mantenimiento también se ocupa del mantenimiento y reparación de la infraestructura general del hospital donde se encuentra nuestro servicio, incluyendo paredes, techos, suelos, puertas y ventanas. Esto abarca actividades como pintura, albañilería, carpintería y otras labores de conservación de las instalaciones.

En cuanto a los **materiales manipulados** podemos encontrar:
- Elementos de transporte, como carros o carretillas
- Herramientas manuales: sierras, tijeras, destornilladores, martillos
- Herramientas eléctricas: sierras eléctricas,
- Escaleras de mano
- Disolventes y pinturas

La **protección** disponible para las actividades realizadas incluye:
- Faja lumbar
- Guantes de protección para productos térmicos o químicos peligrosos
- Ropa de trabajo, incluyendo calzado de seguridad.

Riesgos relacionados con el puesto de mantenimiento:
- Caídas al mismo nivel. Desplazamientos por el edificio.
- Caídas a distinto nivel (manejo de escaleras de mano).
- Caída de objetos de manipulación.
- Golpes, pinchazos y cortes por objetos o herramientas.
- Proyección de fragmentos y partículas. Herramientas y soldadura.
- Atrapamiento por o entre objetos.
- Manipulación manual de cargas. Medios mecánicos. Sobreesfuerzos.
- Instalación eléctrica. Contactos eléctricos.
- Exposición a sustancias nocivas.
- Exposición a agentes físicos: iluminación, radiaciones no ionizantes y ruido.
- Puesto de trabajo. Requisitos ergonómicos.
- Incendios.

6.1.2. Descripción de la metodología:

Para abordar la disciplina de <u>Seguridad en el Trabajo</u>, hemos optado por emplear el método general de evaluación de riesgos propuesto por el INSST. Este enfoque nos permitirá analizar los riesgos laborales asociados al puesto de personal de mantenimiento conforme a las directrices delineadas en el documento divulgativo DD.014 de dicho organismo. Si bien este método es idóneo para evaluar riesgos que no requieren un análisis específico, también estamos preparados para identificar situaciones que demanden una evaluación más detallada.

Antes de iniciar la evaluación, recopilaremos datos esenciales sobre las funciones del puesto de mantenimiento, los cuales influirán en nuestro análisis de riesgos. Esto implica recabar información sobre la organización laboral, la descripción y frecuencia de las tareas, los entornos de trabajo, la formación proporcionada en materia de prevención de riesgos, los procedimientos escritos asociados a las funciones, así como el equipo, las máquinas y las sustancias utilizadas. El proceso de evaluación incluirá una visita a la farmacia para observar directamente las condiciones y tareas relacionadas con el puesto.

La metodología elegida nos facilitará determinar los niveles de riesgo, teniendo en cuenta tanto la probabilidad estimada de un incidente como la gravedad potencial del mismo.

Probabilidad de daño:

Probabilida	Ocurrencia de daño	Otras consideraciones
Baja	Raras veces	Para realizar la estimación, es fundamental considerar diversos aspectos, como la efectividad de las medidas de control ya implementadas, los requisitos legales y los códigos de buenas prácticas, la susceptibilidad de los trabajadores, la frecuencia de exposición, los fallos en suministros, instalaciones, máquinas y dispositivos de protección, el uso de equipos de protección individual (EPIs) y los comportamientos de las personas, tanto intencionales como no intencionales.
Media	En algunas ocasiones	
Alta	Siempre o casi siempre	

Tabla 3. Probabilidad de daño según el método general del INNST.

Severidad del daño

Al definir el grado de gravedad del daño posible, se considerarán las áreas del cuerpo que podrían resultar impactadas y la esencia del daño en sí. Esto dará lugar a una de las 3 categorías que se presentan en la tabla siguiente.

Severidad del daño	Ejemplos
Ligeramente dañino	Daños superficiales pueden incluir cortes y magulladuras menores, así como irritación ocular debido al polvo. Molestias e irritación pueden manifestarse como dolores de cabeza y sensación de incomodidad.
Dañino	Laceraciones, quemaduras, conmociones, torceduras graves y fracturas leves son posibles tipos de lesiones. Condiciones como sordera, dermatitis, asma, trastornos musculoesqueléticos, cáncer y otras enfermedades crónicas pueden resultar en discapacidades menores.
Extremadamente dañino	Amputaciones, fracturas graves, intoxicaciones, lesiones múltiples y lesiones fatales son ejemplos de lesiones graves. El cáncer y otras enfermedades crónicas que reducen significativamente la esperanza de vida también son preocupaciones importantes.

Tabla 4. Severidad del daño según el método general del INNST

Nivel de riesgo

		Severidad (S)		
		Ligeramente dañino (LD)	Dañino (D)	Extremadamente dañino (ED)
Probabilidad (P)	Baja (B)	Riesgo trivial (T)	Riesgo tolerable (TO)	Riesgo moderado (MO)
	Media (M)	Riesgo tolerable (TO)	Riesgo moderado (MO)	Riesgo importante (I)
	Alta (A)	Riesgo moderado (MO)	Riesgo importante (I)	Riesgo intolerable (IN)

Tabla 5. Estimación del nivel de riesgo según el método general del INNST

Valoración del riesgo

El nivel de riesgo identificado será crucial para guiar las decisiones, establecer prioridades y planificar la implementación de medidas preventivas, como se detallará en secciones posteriores. A continuación, se proporciona una tabla que describe las acciones recomendadas y los plazos sugeridos según el nivel de riesgo identificado.

Riesgo	Acción y temporización
Trivial (T)	No se requiere acción específica
Tolerable (TO)	No se necesita mejorar la acción preventiva. Sin embargo se deben considerar soluciones más rentables o mejoras que no supongan una carga económica importante. Se requieren comprobaciones periódicas para asegurar que se mantiene la eficacia con las medidas de control.
Moderado (MO)	Se deben hacer esfuerzos para reducir el riesgo, determinando las inversiones precisas. Las medidas para reducir el riesgo deben implantarse en un periodo determinado. Cuando el riesgo moderado está asociado con consecuencias extremadamente dañinas, se precisará una acción posterior para establecer, con más precisión, la probabilidad de daño como base para determinar la necesidad de mejora de las medidas de control.
Importante (I)	No debe comenzarse el trabajo hasta que se haya reducido el riesgo. Puede que se precisen recursos considerables para controlar el riesgo. Cuando el riesgo corresponda a un trabajo que se está realizando, debe remediarse el problema en un tiempo inferior al de los riesgos moderados.
Intolerable (IN)	No debe comenzar ni continuar el trabajo hasta que se reduzca el riesgo. Si no es posible reducir el riesgo, incluso con recursos ilimitados, debe prohibirse el trabajo.

Tabla 6. Valoración del riesgo según el método general del INNST

6.1.3. Identificación y evaluación de riesgos

La tabla a continuación presenta los resultados de la evaluación de riesgos, obtenidos de la recopilación previa de información y la evaluación in situ realizada. Se incluyen las medidas y controles preventivos asociados a los mismos.

En la evaluación de riesgos, se utiliza la escala de graduación y categorización descrita en secciones anteriores. Cuando el riesgo identificado no pueda ser evaluado mediante un método general y requiera una metodología específica, se indicará en la tabla mediante REE.

La leyenda de tabla que aparece a continuación es la siguiente:

Probabilidad (P): baja (B), media (M), alta (A);

Severidad (S): ligeramente dañino (LD), dañino (D), extremadamente dañino (ED);

Nivel de riesgo (NR): trivial (T), tolerable (TO), moderado (MO), importante (I), intolerable (IN);

Requiere evaluación específica (R.E.E.)

Puesto de trabajo evaluado:					Personal de mantenimiento	
Ubicación:					Edificio hospitalario	
Riesgo identificado	Causa del riesgo	Evaluación del riesgo			Medida preventiva o correctora / Control preventivo	Tipo de medida
		P	S	NR		
Caída de personas a distinto nivel	Riesgo potencial de caídas por el uso inapropiado de métodos para acceder a la parte superior de los estantes del almacén	M	D	MO	Capacitar a los empleados en procedimientos seguros para acceder a las áreas de almacenamiento en alturas elevadas	Formación
					Prohibir el uso de objetos inestables como sillas, taburetes, cajas, escaleras improvisadas, u otros, para alcanzar los estantes altos en la zona de almacenamiento.	Norma
					Asegurarse de que no se empleen métodos inapropiados para acceder a las áreas elevadas de las estanterías.	Control preventivo
	Posibles accidentes por caídas debido al uso incorrecto de una escalera manual tipo tijera, sobre todo, desde alturas inferiores a 2 metros.	M	D	MO	Desarrollo de un protocolo de las escaleras de mano según la normativa NTP 239, que incluya: la colocación adecuada lejos de objetos que puedan abrirse, en superficies planas, horizontales y antideslizantes; trabajar en la vertical de la escalera, incorporar unos topes que no permitan el máximo de apertura; evitar transportar cargas grandes o que dificulten el agarre durante el ascenso y descenso.	Procedimiento
					Capacitación en el uso de escaleras y en la implementación de medidas preventivas adecuadas.	Formación
					Uso de zapatos cerrados antideslizantes siempre que necesite usar la escalera manual.	Norma

| Puesto de trabajo evaluado: | | | | | Personal de mantenimiento | |
| Ubicación: | | | | | Edificio hospitalario | |

Riesgo identificado	Causa del riesgo	Evaluación del riesgo			Medida preventiva o correctora / Control preventivo	Tipo de medida
		P	S	NR		
Caída de personas a distinto nivel	Posibles accidentes por caídas debido al uso incorrecto de una escalera manual tipo tijera, sobre todo, desde alturas inferiores a 2 metros	M	D	MO	Verificar que la escalera es usada por los trabajares de la forma adecuada	Control preventivo
	Posibles deficiencias en el mantenimiento de la escalera de mano	M	D	MO	Implementar un plan regular de mantenimiento preventivo para la escalera de mano.	Organizativa
					Llevar a cabo inspecciones periódicas de evaluación del estado de la escalera de mano, con el fin de verificar su estabilidad, las conexiones entre los elementos, las condiciones de los soportes, del dispositivo de seguridad de apertura, el estado de los escalones o el recubrimiento antideslizante.	Control preventivo
	Realizar labores en áreas cercanas a huecos y desniveles en situaciones donde la instalación de protección colectiva no sea técnicamente factible o sea insuficiente para asegurar completamente la seguridad.	B	D	I	Si fuera necesario llevar a cabo trabajos cerca de huecos o desniveles sin seguridad, es crucial disponer de puntos de anclaje sólidos y normalizados para sujetar el equipo anticaída. En estas situaciones, se debe señalizar claramente la obligación de utilizar el equipo anticaída en el lugar correspondiente.	Medida técnica
					Verificación de que los puntos de anclaje del equipo anticaídas estén adecuadamente equipados, conservados y hayan pasado las pruebas requeridas, así como la señalización adecuada que indique la obligatoriedad de su uso.	Control preventivo

Puesto de trabajo evaluado:				Personal de mantenimiento	
Ubicación:				Edificio hospitalario	
Riesgo identificado	Causa del riesgo	Evaluación del riesgo		Medida preventiva o correctora / Control preventivo	Tipo de medida
		P	S	NR		

Riesgo identificado	Causa del riesgo	P	S	NR	Medida preventiva o correctora / Control preventivo	Tipo de medida
Caída de personas a distinto nivel	Realizar labores en áreas cercanas a huecos y desniveles en situaciones donde la instalación de protección colectiva no sea técnicamente factible o sea insuficiente para asegurar completamente la seguridad.	B	D	I	No se realizarán tareas cerca de aberturas o desniveles que, por requisitos técnicos, no cuenten con protección adecuada o sin el uso obligatorio del equipo de protección individual contra caídas de altura correspondiente.	Norma
					Desarrollar un procedimiento de trabajo escrito para consultar ante la utilización de equipos anticaídas.	Procedimiento
					Verificación de la adhesión al procedimiento operativo para labores que impliquen el uso de equipos de protección personal contra caídas desde alturas	Control preventivo
Caída de personas al mismo nivel	Posibilidad de presencia de objetos o materiales en zonas de paso que puedan provocar tropiezos y caídas.	M	D	TO	Favorezca la organización y limpieza, evitando la colocación de obstáculos en el suelo en zonas de paso	Norma
					Ofrecer a los empleados orientación pertinente sobre la importancia de mantener el orden y la limpieza en los espacios, resaltando la relevancia de no obstruir las vías de paso.	Información
					Se realizará una revisión periódica para garantizar que se mantengan condiciones adecuadas de orden y limpieza en las zonas de paso.	Control preventivo

Puesto de trabajo evaluado:					Personal de mantenimiento	
Ubicación:					Edificio hospitalario	
Riesgo identificado	Causa del riesgo	Evaluación del riesgo			Medida preventiva o correctora / Control preventivo	Tipo de medida
		P	S	NR		
Caída de objetos por desplome o derrumbami ento	Las estanterías del almacén de mantenimiento no se encuentran aseguradas a la pared, lo que podría conllevar un riesgo de colapso o caída de las estanterías y los productos almacenados.	M	ED	I	Asegúrese de no exceder la capacidad de carga de las estanterías.	Norma
					Ancle las estanterías de forma segura a la pared para garantizar su estabilidad y seguridad.	Técnica
					Supervise el almacenaje de productos y materiales, prestando atención a la distribución de las cargas y su disposición	Control preventivo
Caída de objetos en manipulación	Por manipular materiales de forma incorrecta y en áreas peligrosas	M	ED	I	Realice inspecciones regulares de las estructuras de almacenamiento para verificar el estado y la integridad de todos sus componentes	Control preventivo
					No manipule materiales de forma insegura, ni cerca de aberturas o desniveles sin protección contra la caída de dichos materiales a niveles inferiores.	Norma
					Instruya a los trabajadores en las prácticas correctas de uso seguro de material.	Información
					Establecer una prohibición estricta contra la manipulación manera insegura y que puedan comprometer la seguridad propia y la del resto del personal.	organizativa
					Verificar que no se manipulen objetos que pongan en riesgo a los trabajadores.	Control preventivo

Puesto de trabajo evaluado:					Personal de mantenimiento	
Ubicación:					Edificio hospitalario	
Riesgo identificado	Causa del riesgo	Evaluación del riesgo			Medida preventiva o correctora / Control preventivo	Tipo de medida
		P	S	NR		
Caída de objetos en manipulación	Por manipular materiales de forma incorrecta y en áreas peligrosas.	M	ED	I	Capacitar a los trabajadores sobre las condiciones de seguridad necesarias para el uso de materiales	Formación
	Falta de uso de calzado de seguridad durante el trabajo	A	D	I	Colocar señalización en la obra indicando la obligación de usar calzado de seguridad	Técnica
					Realizar verificaciones periódicas del estado y conservación de la señalización que indica la obligación de usar calzado de seguridad.	Control preventivo
					En la obra, use siempre calzado de seguridad de punta y suela reforzadas	Norma
					Proveer a los trabajadores con calzado de seguridad que los proteja contra la caída de materiales y perforaciones en la suela	Medida tipo EPI
					Verificar el uso adecuado y la conservación del calzado de seguridad	Control preventivo
Golpes / cortes por herramientas	Impactos o cortes durante la manipulación de materiales que pueden ocasionar lesiones en las manos.	A	D	I	Use guantes de protección contra agresiones mecánicas	Norma
					Proveer a los trabajadores con guantes de protección contra agresiones mecánicas	Medida tipo EPI

Puesto de trabajo evaluado:					Personal de mantenimiento	
Ubicación:					Edificio hospitalario	
Riesgo identificado	Causa del riesgo	Evaluación del riesgo			Medida preventiva o correctora / Control preventivo	Tipo de medida
		P	S	NR		
Golpes / cortes por herramientas	Impactos o cortes durante la manipulación de materiales que pueden ocasionar lesiones en las manos.	A	D	I	Verificación del adecuado uso y mantenimiento de los guantes de protección contra agresiones mecánicas	Control preventivo
	Lesiones por golpes o cortes durante el manejo de herramientas manuales	M	D	MO	Emplee las herramientas manuales de manera apropiada, seleccionando la herramienta adecuada para cada tarea. Antes de usarlas, verifique que estén en buen estado y notifique a su supervisor si detecta algún problema en su conservación	Norma
					Capacitar a los trabajadores en el uso adecuado de las herramientas	Formación
					Verificar que las herramientas manuales estén en buenas condiciones para su uso.	Control preventivo
					En caso necesario, usar guantes para proteger las manos al manejar herramientas manuales.	Norma
					Proveer a los trabajadores de guantes de protección contra agresiones mecánicas	Medida tipo EPI
					Controlar que los guantes de protección contra agresiones mecánicas se utilicen y conserven adecuadamente	Control preventivo

<table>
<tr><td colspan="5">Puesto de trabajo evaluado:</td><td colspan="2">Personal de mantenimiento</td></tr>
<tr><td colspan="5">Ubicación:</td><td colspan="2">Edificio hospitalario</td></tr>
<tr>
<td rowspan="2">Riesgo identificado</td>
<td rowspan="2">Causa del riesgo</td>
<td colspan="3">Evaluación del riesgo</td>
<td rowspan="2">Medida preventiva o correctora / Control preventivo</td>
<td rowspan="2">Tipo de medida</td>
</tr>
<tr><td>P</td><td>S</td><td>NR</td></tr>
<tr>
<td rowspan="3">Proyección de fragmentos o partículas</td>
<td rowspan="3">Riesgo de proyecciones de material durante el uso de herramientas manuales</td>
<td>M</td><td>D</td><td>MO</td>
<td>Asegúrese de usar gafas de protección contra impactos mecánicos cuando haya riesgo de proyecciones</td>
<td>Norma</td>
</tr>
<tr>
<td></td><td></td><td></td>
<td>Proporcionar a los trabajadores gafas de protección contra impactos mecánicos</td>
<td>Medida tipo EPI</td>
</tr>
<tr>
<td></td><td></td><td></td>
<td>Verificación del adecuado uso y mantenimiento de las gafas de protección contra impactos mecánicos</td>
<td>Control preventivo</td>
</tr>
<tr>
<td rowspan="5">Sobreesfuerzos</td>
<td rowspan="5">Al manipular manualmente cargas.</td>
<td>REE</td><td>REE</td><td>REE</td>
<td>Se deberán evaluar las tareas de manipulación según lo establecido en el Real Decreto 487/1997, sobre el manejo de cargas que representen riesgos, especialmente para la zona dorsolumbar de los trabajadores.</td>
<td>Evaluación específica</td>
</tr>
<tr>
<td></td><td></td><td></td>
<td>Capacitación para los trabajadores en el manejo de cargas</td>
<td>Formación</td>
</tr>
<tr>
<td></td><td></td><td></td>
<td>Se proporcionarán a los trabajadores medios mecánicos apropiados para levantar y transportar diversos materiales, como carros.</td>
<td>Técnica</td>
</tr>
<tr>
<td></td><td></td><td></td>
<td>Se proporcionará a los trabajadores una faja de protección dorsolumbar siempre que se necesite.</td>
<td>Medida tipo EPI</td>
</tr>
<tr>
<td></td><td></td><td></td>
<td>Verificación del adecuado uso y mantenimiento de la faja de protección dorsolumbar, en los casos en que se requiera su utilización</td>
<td>Control preventivo</td>
</tr>
</table>

Puesto de trabajo evaluado:					Personal de mantenimiento	
Ubicación:					Edificio hospitalario	
Riesgo identificado	Causa del riesgo	Evaluación del riesgo			Medida preventiva o correctora / Control preventivo	Tipo de medida
		P	S	NR		
Sobreesfuerzos	Al manipular manualmente cargas.	REE	REE	REE	Siga las pautas generales para el manejo de cargas: evite levantar pesos excesivos, no doble la espalda, flexione las rodillas, mantenga la carga cerca del cuerpo, evite torcer el torso y mueva los pies para cambiar de dirección. Utilice un cinturón de protección dorsolumbar. Si utiliza equipos mecánicos, asegúrese de usarlos correctamente y notifique a su superior inmediato si detecta algún defecto o desgaste en ellos.	Norma
					Verificación del correcto desempeño de los trabajadores en las operaciones que impliquen la manipulación de materiales	Control preventivo
Exposición a agentes químicos	Riesgo potencial de exposición a cementos, pinturas o disolventes durante su manipulación	REE	REE	REE	Se evaluará la exposición a agentes químicos conforme al Real Decreto 374/2001, que trata sobre la protección de la salud y seguridad de los trabajadores ante los riesgos asociados con agentes químicos en el trabajo, incluyendo una medición cuantitativa según la norma UNE-EN 689.	Evaluación específica
					Capacitación de los trabajadores en la manipulación de productos químicos.	Formación
					Proporcionar a los trabajadores las Fichas de Datos de Seguridad de los productos químicos utilizados	Información
					Comprobar la disponibilidad de las versiones actualizadas de las Fichas de Seguridad de los productos químicos empleados.	Control preventivo

Puesto de trabajo evaluado:					Personal de mantenimiento	
Ubicación:					Edificio hospitalario	
Riesgo identificado	Causa del riesgo	Evaluación del riesgo			Medida preventiva o correctora / Control preventivo	Tipo de medida
		P	S	NR		
Exposición a agentes químicos	Riesgo potencial de exposición a cementos, pinturas o disolventes durante su manipulación	REE	REE	REE	Verificar que se cuenta con las versiones más recientes de las Fichas de Datos de Seguridad de los productos químicos utilizados	Control preventivo
					Proporcionar a los trabajadores las Fichas de Datos de Seguridad de los productos químicos empleados	Información
					Proveer a los trabajadores con gafas de protección estancas, guantes resistentes a agresiones químicas y equipo de protección respiratoria contra polvo y aerosoles (FFP1 o FFP2).	Medida tipo EPI
					Verificar que los trabajadores utilizan correctamente los EPIs destinados para la manipulación de cementos y morteros, y asegurarse de que dichos EPIs estén en perfecto estado de conservación y limpios	Control preventivo
					Durante las tareas de almacenamiento, manipulación, mezcla y uso de productos químicos, se deben utilizar los equipos de protección individual especificados en la Ficha de Datos de Seguridad de cada producto. Mantenga una higiene personal rigurosa: lávese antes de comer, al finalizar la jornada laboral y siempre que haya tenido contacto con algún producto químico. Mantenga la ropa de trabajo y la ropa de calle separadas para evitar contaminaciones. La manipulación de productos químicos debe realizarse siempre en áreas bien ventiladas y de manera cuidadosa	Norma
					Verificar que los productos químicos se almacenan, manipulan y utilizan de manera adecuada, siguiendo estrictamente las indicaciones de la Ficha de Datos de Seguridad	Control preventivo

Puesto de trabajo evaluado:					**Personal de mantenimiento**	
Ubicación:					**Edificio hospitalario**	
Riesgo identificado	**Causa del riesgo**	**Evaluación del riesgo**			**Medida preventiva o correctora / Control preventivo**	**Tipo de medida**
		P	**S**	**NR**		
Contactos eléctricos directos	Posibles defectos de mantenimiento de elementos de la instalación eléctrica, que permitan el acceso a elementos en tensión	B	ED	MO	Implementar un programa de mantenimiento y revisión periódica para garantizar que todo el material eléctrico esté en perfectas condiciones de conservación y cuente con los medios de protección necesarios	Organizativa
					Verificar que el material eléctrico esté en perfectas condiciones de conservación y que todas las partes activas estén protegidas mediante alejamiento, interposición de obstáculos o aislamiento.	Control preventivo
					Verificar que los cuadros eléctricos permanezcan cerrados, sin partes activas accesibles y con apantallamientos interiores, además de estar señalizados con riesgo eléctrico y restringido el acceso al personal autorizado. Inspeccionar que las tapas cuenten con sistema de cierre y toma de tierra en caso de ser metálicas. Comprobar que los interruptores estén debidamente identificados con la parte de la instalación a la que corresponden.	Control preventivo
					Antes de utilizar los equipos eléctricos, asegúrese de revisar su buen estado. Nunca manipule material eléctrico con las manos mojadas o mientras esté en contacto con suelo húmedo.	Norma
					De acuerdo con el Real Decreto 614/2001, de 8 de junio, sobre la protección de la salud y seguridad de los trabajadores frente al riesgo eléctrico, las labores en instalaciones eléctricas o en sus proximidades deben ser realizadas exclusivamente por personal competente y autorizado.	Organizativa

Puesto de trabajo evaluado:				Personal de mantenimiento	
Ubicación:				Edificio hospitalario	
Riesgo identificado	Causa del riesgo	Evaluación del riesgo		Medida preventiva o correctora / Control preventivo	Tipo de medida
		P	S	NR	
Contactos eléctricos directos	Posible manipulación inadecuada del material eléctrico, equipos o instalaciones eléctricos	B	ED	MO	Verificar que todos los trabajos que impliquen la intervención en instalaciones eléctricas de equipos o locales sean realizados únicamente por personal con los conocimientos y capacitación necesarios, de acuerdo con lo establecido en el Real Decreto 614/2001 sobre Riesgo Eléctrico.	Control preventivo
					Antes de usar cualquier equipo o material eléctrico, es importante revisar el estado del cableado, las carcasas exteriores y las clavijas para garantizar que estén en perfectas condiciones. Evite enrollar los cables al conectarlos para evitar sobrecalentamiento. No utilice ladrones o adaptadores múltiples en un mismo enchufe, ni sobrecargue las tomas de corriente con demasiados dispositivos eléctricos. Mantenga los cables sin tensión y evite dejarlos tirados en áreas donde puedan dañarse. Nunca conecte ni utilice aparatos eléctricos con cables pelados, clavijas o enchufes rotos. En caso de detectar cualquier deterioro, anomalía o mal funcionamiento en el material eléctrico, notifíquelo de inmediato. El equipo o la parte afectada de la instalación deben ser retirados de servicio hasta que las deficiencias sean corregidas por personal competente	Norma
					Nunca manipule elementos de la instalación eléctrica si no está expresamente autorizado y no posee la formación específica requerida. No se llevarán a cabo trabajos o intervenciones en la instalación eléctrica sin contar con la autorización expresa y la capacitación adecuada.	Medida tipo norma
					Capacitación de los trabajadores en prevención de riesgos	Medida formativa
					Se debe implementar un programa de revisión de la instalación eléctrica en cumplimiento del Reglamento Electrotécnico de Baja Tensión (REBT) para garantizar su adecuada seguridad.	Organizativa

Puesto de trabajo evaluado:					Personal de mantenimiento	
Ubicación:					Edificio hospitalario	
Riesgo identificado	Causa del riesgo	Evaluación del riesgo			Medida preventiva o correctora / Control preventivo	Tipo de medida
		P	S	NR		
Incendios	Por posibilidad de sobrecargas en la instalación eléctrica	B	ED	MO	Verificar que las líneas de alimentación no estén sobrecargadas y que los dispositivos de protección contra sobrecorriente están en buenas condiciones	Control preventivo
					Evite utilizar ladrones o adaptadores múltiples para conectar varios dispositivos en un mismo enchufe. En su lugar, utilice bases múltiples, asegurándose de respetar la potencia máxima indicada y, si es necesario, la continuidad eléctrica de la toma de tierra. Evite sobrecargar las tomas de corriente conectando demasiados equipos eléctricos a la vez	Norma
					Verificar que se realiza un uso adecuado de todo el material eléctrico, evitando sobrecargar las tomas de corriente y realizar conexiones inadecuadas a las mismas	Control preventivo
					Se establecerá un programa de verificación periódica para garantizar que las vías y salidas de evacuación estén en condiciones óptimas para su uso.	Organizativa
	Por presencia de obstáculos en las vías de salida	B	ED	MO	Verificar que las vías y salidas designadas para la evacuación de la obra se mantienen limpias y completamente despejadas	Control preventivo
					Capacitación de los empleados en la prevención de incendios, con especial atención a los de origen eléctrico, incluyendo la actuación en situaciones de emergencia, el uso de extintores y BIEs, el protocolo de evacuación del edificio, la señalización adecuada, entre otros aspectos, además de la formación en primeros auxilios.	Formación
					Instalar puertas de evacuación con medidas de control antipánico	Control preventivo

Puesto de trabajo evaluado:					Personal de mantenimiento	
Ubicación:					Edificio hospitalario	
Riesgo identificado	Causa del riesgo	Evaluación del riesgo			Medida preventiva o correctora / Control preventivo	Tipo de medida
		P	S	NR		
Incendios	Posibles carencias en la formación sobre prevención de incendios	B	ED	MO	Instalación de carteles informativos en el servicio de farmacia que detallen cómo actuar en caso de incendio.	Información
					Verificación de que los trabajadores han recibido formación en prevención de incendios	Control preventivo
Carga mental/ factores psicosociales	Resultados derivados de factores como la posible carga de trabajo, presión de tiempo, conflictos de roles, entre otros	REE	REE	REE	Formación a los trabajadores en prevención de riesgos psicosociales.	Medida formativa
					Se debe llevar a cabo una evaluación a riesgos derivados de factores psicosociales, utilizando el Método F-PSICO del INSST (NTP 926)	Evaluación específica
Otros riesgos	Problemas con el vallado perimetral de la zona de trabajo y los accesos, lo cual es esencial para prevenir la entrada de personas no autorizadas	A	ED	IN	Verificar que el vallado perimetral de la zona de trabajo esté en buenas condiciones de conservación y sea completo y estable, de modo que impida el acceso no autorizado y solo permita la entrada a personas autorizadas y cualificadas para los trabajos. Además, se deben diferenciar los accesos para peatones y vehículos/maquinaria	Control preventivo
					Es crucial delimitar y señalizar claramente la zona de trabajo, estableciendo la prohibición de paso a cualquier persona ajena a la obra o que carezca de los equipos de protección y conocimientos necesarios.	Organizativa
					Es necesario establecer un vallado perimetral completo y estable para evitar el acceso no autorizado	Técnica

Tabla 7. Tabla de riesgos del personal de mantenimiento del hospital.

29

6.2. Disciplina de Higiene Industrial

6.2.1. Evaluación higiénica del riesgo a exposición a gentes biológicos

6.2.2. Objeto y alcance:

Para evaluar la disciplina de higiene industrial, selecciono el puesto de farmacéutico microbiólogo del servicio de farmacia del hospital general y su exposición a riesgos biológicos. Utilizaré el método Biogaval-Neo (versión 2018) del INVASSAT (Instituto Valenciano de Seguridad y Salud en el Trabajo).

Como personal sanitario, los microbiólogos están incluidos entre las profesiones susceptibles de sufrir enfermedades profesionales causadas por agentes biológicos, según el cuadro de enfermedades profesionales del Anexo I del RD 1299/2006.

El análisis de agentes infecciosos con potencial patógeno para humanos, animales u otros organismos implica riesgos variables según el agente y los procedimientos utilizados. Las normativas de seguridad biológica están diseñadas para reducir estos riesgos a niveles aceptables durante la manipulación de materiales peligrosos, siendo especialmente estrictas para los agentes más peligrosos y menos rigurosas para los de menor peligrosidad. Estas normas se establecen con el objetivo de garantizar que el personal esté expuesto al mínimo riesgo posible. En España, la protección de los trabajadores frente a los riesgos relacionados con la exposición a agentes biológicos está regulada por el Real Decreto (RD) 664/97 y su adaptación en la Orden de 25 de marzo de 1998.

La bioseguridad incluye un conjunto de principios, técnicas y prácticas de contención destinadas a prevenir la exposición no deseada al material biológico o su liberación accidental, con el fin de reducir o eliminar el riesgo biológico. Sus objetivos principales son prevenir las infecciones adquiridas en el laboratorio y evitar la fuga accidental de agentes biológicos peligrosos que puedan causar efectos graves en seres humanos, animales y plantas.

Puesto de trabajo:	Farmacéutico microbiólogo
Actividades realizadas:	

- Recepción de muestras biológicas
- Preparación de muestras para su procesamiento
- Realización de tinciones
- Realización de pruebas para identificación de microorganismos
- Determinación de sensibilidad antibiótica

Tipo de exposición:	Tiempo de exposición potencial:
Deliberada, no deliberada y accidental	Los microbiólogos invierten el 80% de la jornada laboral (unas 6 horas al día) en tareas que implican la exposición a agentes biológicos.

Fuentes de exposición:	Posible exposición por:
<ul><li>Fluidos (sangre, orina, saliva, semen, LCR,.)</li><li>Muestras de tejidos biológicos.</li><li>Aerosoles</li><li>Fómites (guantes, material de laboratorio no esterilizado.</li></ul>	<ul><li>Inhalación</li><li>Ingestión accidental</li><li>Corte</li><li>Rotura de guante</li><li>Salpicadura o derrame</li><li>Inhalación</li></ul>

Instrumental cortopunzante empleado:	Protección disponible:
<ul><li>Tijeras</li><li>Bisturí</li><li>Jeringa con aguja</li><li>Material de vidrio</li></ul>	<ul><li>Traje de laboratorio</li><li>Guantes estériles de látex/nitrilo</li><li>Guantes no estériles</li><li>Mascarillas quirúrgicas y tipo FFP2</li></ul>

Tabla 8. Ficha de trabajo del farmacéutico microbiólogo.

6.2.3. Descripción de la metodología

Para la valoración del riesgo, se utilizará el método Biogaval-Neo (edición 2018) recomendado por el INVASSAT. Este enfoque es más detallado que el método simplificado de evaluación del INSST (descrito en la NTP 833 y ampliamente utilizado según lo establecido en el artículo 5.3 del RD 39/1997) ya que considera factores como las medidas de higiene implementadas, las vacunas y la incidencia de enfermedades.

El proceso de evaluación se inicia analizando el lugar de trabajo y las tareas para identificar los agentes biológicos relevantes. La diversidad de muestras que se recepcionan, microorganismos y la susceptibilidad individual de los trabajadores complican esta evaluación. Es imposible lograr considerar a todos los agentes que los trabajadores pueden estar expuestos, por limitaciones de tiempo y costos, la gran cantidad de microorganismos, la ausencia de técnicas de análisis cuantitativas y de valores límite de exposición.

El Real Decreto 664/97 clasifica los agentes biológicos en cuatro grupos según el riesgo de infección, siguiendo las recomendaciones de la OMS, que abogan por establecer una clasificación nacional o regional de microorganismos en diferentes categorías o grupos de riesgo. Los niveles de riesgo determinan las medidas preventivas, tanto individuales como colectivas, que deben adoptarse, así como la manipulación del material biológico, la ubicación del laboratorio, las instalaciones, las medidas de protección y las técnicas de laboratorio. Según esta clasificación, el anexo II del Real Decreto 664/97 proporciona una lista de agentes biológicos pertenecientes a los grupos 2, 3 y 4, organizados por bacterias, hongos, virus y parásitos.

En España, el Anexo IV del Real Decreto 664/1997 y la Directiva de la Unión Europea 2000/54/CE son los marcos normativos de referencia para la protección contra riesgos biológicos en el ámbito laboral. Estos documentos establecen cuatro niveles de contención, determinados mediante la combinación de medidas relacionadas con los aspectos de seguridad mencionados anteriormente. Además, se considera el nivel de peligrosidad de los microorganismos manejados, sus rutas de transmisión (documentadas o sospechadas) y la función o actividad del laboratorio.

Cálculo del nivel de riesgo biológico (R) para cada agente:

Se procederá a conocer el nivel de riesgo biológico para cada uno de los agentes empleando la siguiente fórmula para su cálculo:

$$R = G + T + P + F - V - MH$$

Leyenda: R = Nivel de riesgo biológico; G = Grupo del agente biológico; T = Vía de transmisión; P = Probabilidad de contacto; F = Frecuencia de realización de tareas de riesgo; V = Vacunación y MH = Puntuación medidas higiénicas.

a) Grupo del agente biológico (G):

El Real Decreto 664/1997, que aborda la protección de los trabajadores contra riesgos derivados de la exposición a agentes biológicos en el entorno laboral. Se indican en la tabla a continuación:

Grupo	Riesgo biológico	Riesgo de propagación	Profilaxis o tratamiento
1	Poco probable que cause enfermedad	No	Innecesario
2	Pueden causar una enfermedad y ser un peligro para los trabajadores	Poco probable	Posible generalmente
3	Pueden provocar una enfermedad grave y ser un serio peligro para los trabajadores	Probable	Posible generalmente
4	Provocan una enfermedad grave y ser un serio peligro para los trabajadores	Elevado	Desconocido en la actualidad

Tabla 9. Grupo de riesgo de los agentes biológicos. Información de la Guía técnica para la evaluación y prevención de los riesgos relacionados con la exposición a agentes biológicos del INSST sobre el RD 664/1997.

b) Vía de transmisión (T):

La vía de transmisión hace referencia a los mecanismos por los que los agentes biológicos se pueden propagar a los trabajadores. Se distinguen 3 vías:

Puntuación	Vía de transmisión	Definición y ejemplo
1	Directa	Infección por transmisión directa con el agente biológico. Se considera vía directa el contacto físico, diseminación de gotas en membranas mucosas y conjuntivas.
1	Indirecta	Se refiere a una infección por contacto con fómites, como son superficies, objetos, herramientas o materiales contaminados, o a través de vectores, como animales, principalmente insectos y parásitos.
2	Aérea	Infección mediante aerosoles suspendidos en el aire durante períodos prolongados, como por ejemplo mediante inhalación.

Tabla 10. Vías de transmisión. Fuente: manual práctico para la evaluación de los riesgos biológicos en actividades laborales diversas Biogaval-Neo (2018).

El cálculo del valor T para cada agente biológico se realizará sumando las puntuaciones asignadas a las distintas vías de transmisión que el microorganismo pueda presentar.

c) Probabilidad de contacto (P):

El valor de la probabilidad de contacto (P) se determina en base a la tasa de incidencia de la enfermedad, expresada como casos por cada 100.000 habitantes. Esta tasa se calcula utilizando datos del año anterior.

$$\text{Tasa de incidencia} = \frac{\text{Casos nuevos en el periodo considerado}}{\text{Población expuesta}} \times 100.000$$

La puntuación a esta variable se asigna según la tasa de incidencia:

Puntuación	Tasa de incidencia
1	< 1
2	1 - 500
3	501 - 999
4	≥ 1000

Tabla 11 Puntuación para probabilidad de contacto (P). Manual práctico para la evaluación del riesgo biológico en actividades laborales diversas Biogaval-Neo (2018).

d) Frecuencia de realización de tareas de riesgo (F):

Este aspecto conlleva calcular el porcentaje del tiempo laboral en el que los trabajadores podrían estar expuestos a diversos agentes biológicos. Se otorga una puntuación basada en este porcentaje, según lo indicado en la siguiente tabla, la cual es aplicable a todos los agentes:

Puntuación	Porcentaje de tiempo
1	< 20 %
2	20 - 50 %
3	51 - 80 %
4	> 80 %

Tabla 12. Puntuación para frecuencia de realización de tareas de riesgo según el método Biogaval-Neo (2018).

e) Vacunación (V)

Este criterio evalúa el porcentaje de trabajadores que han recibido vacunas y la efectividad de estas para prevenir infecciones iniciales. En cooperación con el servicio de medicina laboral, se determinará el porcentaje de empleados inmunizados para cada enfermedad, lo que facilitará la evaluación del nivel de protección del personal.

Puntuación	porcentaje de vacunación
1	< 50 % o inexistencia de vacuna
2	50 - 69 %
3	70 - 90 %
4	> 90 %

Tabla 13. Puntuación para vacunación según el método Biogaval-Neo (2018).

f) Medidas higiénicas (MH)

El cuestionario incluido en el método Biogaval-Neo para actividades sanitarias comprende 42 preguntas con respuestas afirmativas o negativas. Los trabajadores responderán a estas preguntas. Se calculará el porcentaje de respuestas afirmativas, excluyendo los ítems que no sean aplicables, mediante la siguiente fórmula:

$$\text{Respuestas afirmativas (\%)} = \frac{\text{Número de respuestas afirmativas}}{\text{Total de respuestas afirmativas + negativas}} \times 100$$

Puntuación	Respuestas afirmativas
1	< 50 %
2	50 - 79 %
3	80 - 95 %
4	> 95 %

Tabla 14. Puntuación para medidas higienicas con el método Biogaval-Neo (2018).

Interpretación del riesgo biológico (R):

En el anexo I del Real Decreto 664/97, se validó el método para evaluar los tipos de exposición a agentes biológicos.

Después de la validación, se establecieron dos niveles:

- **Nivel de Acción Biológica (NAB)**: Este nivel indica el punto a partir del cual deben implementarse medidas preventivas para reducir la exposición, incluso si la situación no se considera un riesgo intolerable. Aunque esta exposición no se perciba como peligrosa para los trabajadores, la situación puede mejorar significativamente, por lo que se recomienda tomar medidas apropiadas, enfocándose en la higiene, la aplicación de medidas profilácticas y la reducción del tiempo de exposición. Los límites establecidos se encuentran en 8. Valores superiores a este requieren la implementación de medidas preventivas para reducir la exposición.

- **Límite de Exposición Biológica (LEB)**: Este límite no debe superarse en ninguna circunstancia, ya que representa un riesgo intolerable para la salud de los trabajadores y requiere acciones correctivas inmediatas. El límite de exposición es de 12. Valores superiores a este indican situaciones de riesgo intolerable que requieren acciones correctivas inmediata

6.2.4. Realización de la evaluación y obtención de los resultados de exposición al riesgo.

a) Grupo del agente biológico (G) y vía de transmisión (T):

La siguiente tabla presenta el grupo de pertenencia de los agentes estudiados, según lo establecido en el RD 664/1997, y sus vías de transmisión. Los patógenos seleccionados son aquellos que figuran en la guía de procedimientos de seguridad en el laboratorio de microbiología clínica, elaborada por la Sociedad Española de Enfermedades Infecciosas y Microbiología Clínica (SEIMC).

Agente biológico	Grupo	Puntuación (G)	Vía de transmisión	Puntuación (T)
Virus				
Virus de la Hepatitis A	2	**2**	D / I	1+1=**2**
Virus de la Hepatitis B	3	**3**	D / I	1+1=**2**
Virus de la Hepatitis C	3	3	D / I	1+1=**2**
VIH	3	3	D / I	1+1=**2**
Virus de la gripe	2	2	D / I / A	1+1+2=**4**
SARS-CoV-2	3	3	D / I / A	1+1+2=**4**
Herpesvirus Varicella-zóster	2	2	D / I / A	1+1+2=**4**
Morbillivirus del sarampión	2	2	D / I / A	1+1+2=**4**
Rubulavirus de la parotiditis	2	2	D	1
Virus de la rubéola	2	2	D / I	1+1=**2**
Bacterias				
Mycobacterium tuberculosis	*3*	*3*	D / A	1+2=**3**
Neisseria meningitidis	*2*	*2*	D	**1**
Bordetella pertussis	*2*	*2*	*D*	*1*
Corynebacterium diphteriae	*2*	*2*	D / I / A	1+1+2=**4**
Legionella pneumophila	*2*	*2*	A	2

Agente biológico	Grupo	Puntuación (G)	Vía de transmisión	Puntuación (T)
Salmonella spp	2	2	D / I	1+1=**2**
Shigella spp	2	2	D / I	1+1=**2**
Fúngicas				
Candida spp	2	2	D / I / A	1+1+2=**4**
Aspergillus spp	2	2	D / I / A	1+1+2=**4**
Parasitarias				
Giardia lambdia	2	2	D / I	1+1=**2**
Criptosporidium spp	2	2	D / I	1+1=**2**
Ascaris spp	2	2	D / I	1+1=**2**

Tabla 15. Puntuación de grupo del agente biológico (G) y vía de transmisión (T) de la evaluación de riesgos biológicos de un farmacéutico microbiólogo.

b) Probabilidad de contacto (P):

Como el hospital general "Virgen de los Milagros" se encuentra ubicado en la Región de Murcia, se utilizarán los datos recogidos en la memoria de epidemiología, actualizados a fecha de 2022 (último boletín disponible). La población de la Región de Murcia es de 1.569.164 habitantes, a fecha del último trimestre del año 2023.

Agente biológico	Casos	Tasa de incidencia	Puntuación (P)
Virus			
Virus de la Hepatitis A	11	0,7010	1
Virus de la Hepatitis B	10	0,6373	1
Virus de la Hepatitis C	125	7,9660	2
VIH	93	5,9267	2
Agente biológico	Casos	Tasa de incidencia	Puntuación (P)
Virus de la gripe	690	43,9725	2
SARS-CoV-2		0,0000	
Herpesvirus varicella-zóster		0,0000	
Morbillivirus del sarampión	0	0,0000	1
Rubulavirus de la parotiditis	27	1,7207	2

Agente biológico	Casos	Tasa de incidencia	Puntuación (P)
Virus de la rubéola			
Bacterias			
Mycobacterium tuberculosis	131	8,3484	2
Neisseria meningitidis	4	0,2549	1
Bordetella pertussis	4	0,2549	1
Corynebacterium diphteriae			
Legionella pneumophila	66	4,2061	2
Salmonella spp	895	57,0367	2
Shigella spp	12	0,7647	1
Hongos			
Candida spp			
Aspergillus spp			
Parásitos			
Giardia lambdia	85	5,4169	2
Criptosporidium spp	5	0,3186	1
Ascaris spp			

Tabla 16. Puntuacion de probabilidad de contacto (P), según Biogaval Neo 2018.

La estimación de infecciones no sujetas a declaración obligatoria se complica al no contar con datos oficiales de fuentes reconocidas.

c) Frecuencia de realización de tareas de riesgo (F):

Mediante la visita presencial y las entrevistas a los farmacéuticos microbiólogos, determinamos que estos trabajadores dedican 6 horas de su jornada laboral a diversas actividades que implican contacto con los agentes biológicos mencionados anteriormente. En resumen, estos trabajadores emplean un 80% de su jornada en estas actividades y se les asigna una puntuación de 4 para el parámetro F.

d) Vacunación (V):

El estado de vacunación de los trabajadores se confirmó mediante la entrevista y medicina del trabajo.

Agente biológico	Vacunados	% vacunados	Puntuación (V)
Virus			
Virus de la Hepatitis A	1	100	4
Virus de la Hepatitis B	1	100	4
Virus de la Hepatitis C	no existe	0	1
VIH	no existe	0	1
Virus de la gripe	1	100	4
SARS-CoV-2	1	100	4
Herpesvirus varicella-zóster	1	100	4
Morbillivirus del sarampión	1	100	4
Rubulavirus de la parotiditis	1	100	4
Virus de la rubéola	1	100	4
Bacterias			
Mycobacterium tuberculosis	0	0	1
Neisseria meningitidis	0	0	1
Bordetella pertussis	1	100	4
Agente biológico	Vacunados	% vacunados	Puntuación (V)
Corynebacterium diphteriae	1	100	4
Legionella pneumophila	0	0	1
Salmonella spp	0	0	1

Agente biológico	Vacunados	% vacunados	Puntuación (V)
Shigella spp	0	0	1
Hongos			
Candida spp	0	0	1
Aspergillus spp	0	0	1
Parásitos			
Giardia lambdia	0	0	1
Criptosporidium spp	0	0	1
Ascaris spp	0	0	1

Tabla 17. Puntuación de vacunación según Biogaval Neo 2018

e) Medidas higiénicas (MH)

Se realizó una encuesta dirigida al personal expuesto, extraída del reglamento de Biogaval-Neo 2018 (Anexo1). Los resultados obtenidos fueron 33 respuestas positivas, 8 negativas y 1 no aplicable (que se excluyó del cálculo) lo que generó un 80,49% de respuestas afirmativas. Esto supuso la reducción del valor de riesgo biológico (R) de 2 puntos.

f) Riesgo biológico (R)

Aplicando la ecuación comentada al inicio de la disciplina e indicada a continuación, se obtiene la siguiente puntuación.

$$R = G + T + P + F - V - MH$$

Agente biológico	G	T	P	F	V	MH	R
Virus							
Virus de la Hepatitis A	2	2	1	4	4	2	7
Virus de la Hepatitis B	3	2	1	4	4	2	4
Virus de la Hepatitis C	3	2	2	4	1	2	8
VIH	3	2	2	4	1	2	8
Agente biológico	G	T	P	F	V	MH	R
Virus de la gripe	2	4	2	4	4	2	6
SARS-CoV-2	3	4	NC	4	4	2	5
Herpesvirus varicella-zóster	2	4	NC	4	4	2	4

Agente biológico	G	T	P	F	V	MH	R
Morbillivirus del sarampión	2	4	1	4	4	2	5
Rubulavirus de la parotiditis	2	1	2	4	4	2	3
Virus de la rubéola	2	2	NC	4	4	2	2
Bacterias							
Mycobacterium tuberculosis	3	3	2	4	1	2	9
Neisseria meningitidis	2	1	1	4	1	2	5
Bordetella pertussis	2	1	1	4	4	2	2
Corynebacterium diphteriae	2	4	NC	4	4	2	4
Legionella pneumophila	2	2	2	4	1	2	7
Salmonella spp	2	2	2	4	1	2	7
Shigella spp	2	2	1	4	1	2	6
Hongos							
Candida spp	2	4	NC	4	1	2	7
Aspergillus spp	2	4	NC	4	1	2	7
Parásitos							
Giardia lambdia	2	2	2	4	1	2	7
Criptosporidium spp	2	2	1	4	1	2	6
Ascaris spp	2	2	NC	4	1	2	7

Tabla 18. Puntuación de nivel de riesgo biológico (R). Grupo del agente biológico (G); Vía de transmisión (T); Probabilidad de contacto (P); Frecuencia de realización de tareas de riesgo (F); Vacunación (V); Medidas higiénicas (MH); NC: No conocido.

6.2.5. Valoración de los resultados obtenidos

Ningún microorganismo de los revisados alcanzó el límite de exposición biológica, por lo que no se considera que exista un riesgo biológico intolerable. Únicamente, *Mycobacterium tuberculosis* presenta un R > 8, superando así el nivel de acción biológica. Esta puntuación requiere una intervención para implementar medidas preventivas y reducir el riesgo.

Otros agentes, como el virus de la hepatitis C y el VIH, tienen puntuaciones cercanas al límite del NAB (puntuación = 8). En estos últimos casos, las medidas preventivas dirigidas a mejorar la seguridad contra los agentes biológicos que superan el NAB también beneficiarán a estos agentes.

Al analizar la ecuación del riesgo, se hace evidente que los parámetros que podemos mejorar mediante medidas preventivas son la frecuencia de realización de tareas de riesgo (F), la vacunación (V) y las medidas higiénicas (MH). El grupo (G), la vía de transmisión (T) y la probabilidad de contacto (P) están determinados por los agentes y otros factores externos que escapan al control de los riesgos laborales.

6.2.6. Propuesta de medidas y controles preventivos

La Guía técnica del INSST sobre riesgos asociados a la exposición a agentes biológicos indica que las prácticas esenciales para proteger a los trabajadores, cuando no hay manipulación deliberada de tales agentes, implican el empleo de buenas prácticas laborales y medidas de protección tanto individuales como colectivas.

Dado que no es factible eliminar completamente el riesgo, las medidas preventivas buscan reducir la probabilidad y las consecuencias de su ocurrencia. En el caso de los laboratorios clínicos de investigación y diagnóstico microbiológicos, se requiere aplicar medidas correspondientes al menos al nivel 2 de contención, dado que están clasificados como laboratorios con incertidumbre (Anexo 2).

Para mitigar los riesgos biológicos identificados en la evaluación y mantener condiciones adecuadas de seguridad y salud, se sugieren las siguientes acciones para los laboratorios microbiológicos:

Medidas técnicas:

- Preferencia por el uso de material plástico en lugar de vidrio cuando sea posible.
- Implementación de sistemas de taquillas para separar la ropa de calle de la ropa de trabajo.
- Empleo de batas de manga larga para reducir el contacto directo.

Medidas organizativas:

- Reducción del tiempo dedicado a actividades de riesgo durante la jornada laboral.

- Establecimiento de programas de vacunación para enfermedades para las cuales existen vacunas disponibles y prioritarias según la evaluación de riesgos.

Procedimientos:

- Elaboración de protocolos escritos para prevenir la dispersión de agentes biológicos en forma de aerosoles.
- Desarrollo de procedimientos para el uso adecuado de dispositivos de seguridad y equipos de protección personal (EPIs).
- Creación de protocolos de acción en caso de accidentes con riesgo biológico, incluyendo la notificación correspondiente.

Formación e información:

- Capacitación en el uso y mantenimiento de equipos y materiales de trabajo, así como en técnicas de colocación y retiro de EPIs.
- Información sobre riesgos biológicos, medidas preventivas, protocolos de manejo de materiales infectivos y procedimientos postexposición.
- Promoción de prácticas de higiene adecuadas, como el lavado de manos y la prevención del contacto con mucosas.

Equipos de protección personal (EPIs):

- Utilización de guantes certificados para protección contra microorganismos.
- Empleo de mascarillas FFP2 durante y después de la manipulación de muestras que puedan generar aerosoles.
- Uso de protectores oculares para prevenir salpicaduras en mucosas durante procedimientos cercanos con pacientes o manipulación de muestras.

Controles preventivos:

- Verificación del manejo correcto de materiales biológicos y objetos punzantes, así como el uso adecuado de EPIs.
- Control del estado y ubicación de los contenedores para material punzante.
- Revisión y actualización de los procedimientos de uso y eliminación de materiales biológicos.
- Supervisión del cumplimiento de protocolos de trabajo y formación de los trabajadores en aspectos relacionados con los riesgos biológicos.
- Vigilancia de la salud de los trabajadores, incluyendo análisis inmunológicos y chequeos periódicos.

Es esencial realizar una reevaluación periódica de los riesgos biológicos en el lugar de trabajo para garantizar la efectividad continua de estas medidas preventivas.

6.3 Disciplina de Ergonomía y Psicosociología aplicada

6.3.1 Evaluación ergonómica del riesgo de carga física postural en trabajadores usuario de PVD del farmacéutico residente

6.3.1.1 Objeto y alcance

En esta disciplina de la prevención se evaluará la posición del farmacéutico residente. Esta evaluación se centrará en los riesgos posturales asociados con el uso de pantallas de visualización de datos (PVD) en ambientes de oficina, utilizando el método ROSA (Evaluación Rápida de Tensiones en Oficinas), tal como se especifica en la Guía técnica del INSST (2021) sobre el uso de PVD.

El trabajo se lleva a cabo principalmente en una oficina sin ventilación natural y con iluminación artificial. El espacio está equipado con muebles de oficina que se describen más adelante. Durante la ejecución de estas actividades, los empleados están sujetos a una carga postural significativa y a largos períodos de inactividad, lo que puede resultar en trastornos musculoesqueléticos, fatiga mental y problemas visuales, entre otros riesgos.

Dado que las tareas requieren el uso continuo y sistemático de dispositivos informáticos, se consideran actividades relacionadas con PVD según lo establecido en el artículo 2 del RD 488/1997. Por consiguiente, es fundamental realizar una evaluación ergonómica utilizando el método ROSA debido al uso de PVD.

A continuación, se presenta una tabla detallando la posición, incluyendo las tareas ejecutadas, el mobiliario y equipo utilizados, los principales programas informáticos empleados y el tiempo estimado de uso de las pantallas de visualización de datos.

Puesto de trabajo:	Farmacéutico residente
Actividades realizadas	

- ❖ Revisión y validación de todos los tratamientos diarios
- ❖ Control y gestión del inventario
- ❖ Solución de desabastecimientos y búsqueda de alternativas
- ❖ Adquisición de medicamentos extranjeros o en situaciones especiales
- ❖ Prescripción de nutrición parenteral y enteral

Mobiliario del puesto de recepción:	Equipos de trabajo utilizados:
<ul><li>Mesa de oficina</li><li>Silla giratoria</li><li>Cajoneras</li><li>Archivadores</li><li>Estantería superior</li></ul>	<ul><li>Ordenador: torre y pantalla</li><li>Periféricos (ratón y teclado)</li><li>Impresora</li><li>Escáner</li><li>Teléfono fijo</li></ul>
Uso estimado de PVD:	**Programas informáticos utilizados:**
Una media superior a 6 horas y media diarias (> 80% del tiempo de trabajo)	<ul><li>Software de gestión farmacéutica</li><li>Microsoft Office®</li><li>Programa interno hospitalario</li></ul>

Tabla 19. Ficha descriptiva del puesto de farmacéutico residente.

6.3.1.2 Descripción de la metodología

Método ROSA

El método ROSA (Rapid Office Strain Assessment) desarrollado por Sonne, Villalta y Andrews en 2012 y descrito en la NTP 1173 del INSST, se centra en examinar la postura del trabajador mientras interactúa con los elementos típicos de un entorno de oficina, comparando cualquier desviación con la postura óptima. Esta evaluación utiliza tablas y puntuaciones basadas en 5 componentes clave (silla, teléfono, pantalla, ratón y teclado). Estas puntuaciones se suman para obtener una puntuación global que está relacionada con el nivel de incomodidad del trabajador y su riesgo potencial de sufrir trastornos musculoesqueléticos.

A continuación, se describen los elementos examinados:

❖ Silla:

- Altura del asiento (tabla A-1): ajustable para que las rodillas estén a un ángulo de 90º y los pies descansen completamente en el suelo.

- Profundidad del asiento (tabla A-2): ajustable para dejar un espacio de unos ocho centímetros entre el borde delantero del asiento y la parte trasera de la rodilla.

- Reposabrazos (tabla A-3): ajustable para que los codos se flexionen a 90º y los hombros permanezcan relajados.

- Respaldo (tabla A-4): ajustable para ofrecer soporte lumbar y una inclinación que varíe entre 95º y 110º.

La puntuación de la tabla A es el resultado de la suma de la altura del asiento (tabla A-1) y la profundidad del asiento (tabla A-2). A continuación, se suma la del reposabrazos y del respaldo según las tablas A-3 y A-4. Estos valores se sitúan en la tabla A y nos da el resultado final de la silla de trabajo.

Tablas A: silla de trabajo

	Puntuación inicial				Criterios adicionales	
Imagen						
Descripción	Postura neutra: rodillas 90°	Postura con desviación: asiento bajo, rodillas < 90°	Postura con desviación: asiento alto, rodillas > 90°	Postura con desviación: pies sin tocar el suelo	Espacio insuficiente para las piernas	Altura no regulable
Puntuación	1	2	2	3	+1	+1

Tabla A-1. Puntuación de la altura del asiento.

	Puntuación inicial			Criterios adicionales
Imagen				
Descripción	Postura neutra: 8 cm entre borde y pierna	Postura con desviación: < 8 cm entre borde y pierna	Postura con desviación: > 8 cm entre borde y pierna	Profundidad no regulable
Puntuación	1	2	2	+1

Tabla A-2. Puntuación de la profundidad del asiento.

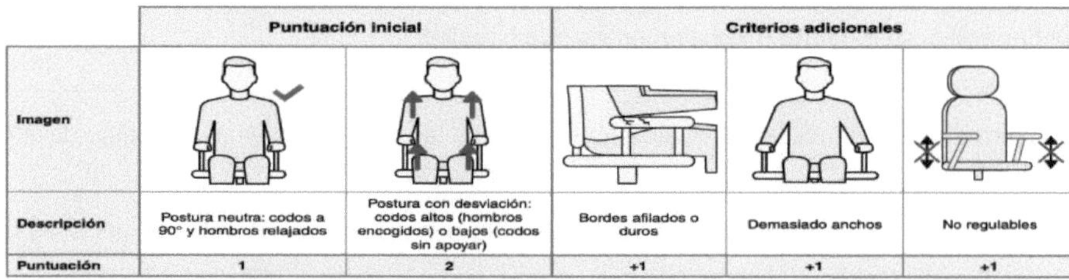

	Puntuación inicial		Criterios adicionales		
Imagen					
Descripción	Postura neutra: codos a 90° y hombros relajados	Postura con desviación: codos altos (hombros encogidos) o bajos (codos sin apoyar)	Bordes afilados o duros	Demasiado anchos	No regulables
Puntuación	1	2	+1	+1	+1

Tabla A-3. Puntuación de los reposabrazos.

	Puntuación inicial				Criterios adicionales	
Imagen						
Descripción	Postura neutra: apoyo lumbar e inclinación > 95° y < 110°	Postura con desviación: no hay apoyo lumbar o apoyo inadecuado	Postura con desviación: inclinación > 110° o < 95°	Postura con desviación: no se utiliza el respaldo	Superficie alta (hombros encogidos)	Respaldo no regulable
Puntuación	1	2	2	2	+1	+1

Tabla A-4. Puntuación del respaldo.

Asiento: altura + profundidad (A-1 + A-2)	Reposabrazos + respaldo (A-3 + A-4)							
	2	3	4	5	6	7	8	9
2	2	2	3	4	5	6	7	8
3	2	2	3	4	5	6	7	8
4	3	3	3	4	5	6	7	8
5	4	4	4	4	5	6	7	8
6	5	5	5	5	6	7	8	9
7	6	6	6	7	7	8	8	9
8	7	7	7	8	8	9	9	9

Tabla A. Puntuación de la silla

Tiempo de uso diario	Puntuación
Uso continuo durante más de una hora, o durante más de 4 horas diarias.	+1
Uso continuo durante menos de 30 minutos, o menos de una hora de trabajo diario.	-1

Tabla F. Tiempo de uso diario.

Tabla 20. Tablas A referidas a la silla de trabajo. Se incluye también la tabla F referida al factor tiempo de uso diario. Extraída de la NTP 1173 del método ROSA.

❖ <u>Teléfono y pantalla:</u> De acuerdo con las tablas B-1 y B-2, respectivamente. El teléfono tiene tres opciones óptimas para su colocación. En primer lugar, debe estar a una distancia máxima de treinta centímetros. En segundo lugar, se aconseja usarlo con una sola mano. Por último, se recomienda utilizar el modo manos libres.

Respecto a la pantalla, la posición ideal es situarla a una distancia de entre 40 y 70 centímetros.

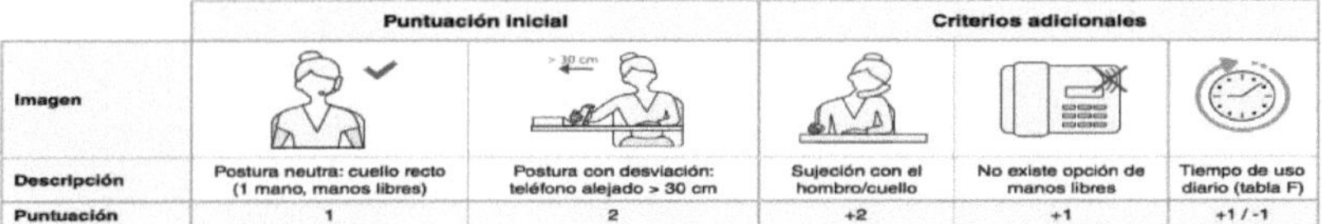

Imagen	Puntuación inicial		Criterios adicionales		
Descripción	Postura neutra: cuello recto (1 mano, manos libres)	Postura con desviación: teléfono alejado > 30 cm	Sujeción con el hombro/cuello	No existe opción de manos libres	Tiempo de uso diario (tabla F)
Puntuación	1	2	+2	+1	+1 / -1

Tabla B-1. Puntuación del teléfono.

Imagen	Puntuación inicial			Criterios adicionales				
Descripción	Postura neutra: pantalla a 40-75 cm, y a la altura de los ojos	Postura con desviación: pantalla baja, por debajo de 30°	Postura con desviación: pantalla alta, extensión de cuello	Distancia > 75 cm	Giro de cuello	No hay porta-documentos y se necesita	Reflejos en pantalla	Tiempo de uso diario (tabla F)
Puntuación	1	2	3	+1	+1	+1	+1	+1 / -1

Tabla B-2. Puntuación de la pantalla.

		Pantalla (B-2)								
		0	1	2	3	4	5	6	7	8
	0	1	1	1	2	3	4	5	6	6
	1	1	1	2	2	3	4	5	6	6
	2	1	2	2	3	3	4	6	7	7
Teléfono (B-1)	3	2	2	3	3	4	5	6	8	8
	4	3	3	4	4	5	6	7	8	8
	5	4	4	5	5	6	7	8	9	9
	6	5	5	6	7	8	8	9	9	9

Tabla B. Puntuación de teléfono y pantalla.

Tabla 21. Tablas B referidas al teléfono y la pantalla. Extraída de la NTP 1173 del método ROSA.

❖ <u>Ratón y teclado:</u> de acuerdo con las tablas C-1 y C-2. Es crucial que el ratón esté en el mismo plano que el teclado y en línea con el hombro para evitar tensión muscular y levantamientos del brazo. Además, se deben evitar la tensión en el agarre del ratón. Se incluye en esta puntuación la acción de alcanzar objetos situados en un plano por encima de la cabeza porque afecta a los brazos.

Tablas C: ratón y teclado

	Puntuación inicial		Criterios adicionales			
Imagen						
Descripción	Postura neutra: ratón alineado con el hombro.	Postura con desviación: ratón no alineado o fuera del alcance	Ratón pequeño agarre en pinza	Ratón y teclado a diferentes alturas	Reposamanos duro o puntos de presión	Tiempo de uso diario (tabla F)
Puntuación	1	2	+1	+2	+1	+1 / -1

Tabla C-1. Puntuación del ratón.

	Puntuación inicial		Criterios adicionales				
Imagen							
Descripción	Postura neutra: muñeca recta, hombros relajados	Postura con desviación: extensión muñeca > 15°	Desviación al escribir	Teclado elevado, hombros encogidos	Alcance por encima de la cabeza	Soporte teclado no ajustable	Tiempo de uso diario (tabla F)
Puntuación	1	2	+1	+1	+1	+1	+1 / -1

Tabla C-2. Puntuación del teclado.

		Teclado (C-2)							
		0	1	2	3	4	5	6	7
Ratón (C-1)	0	1	1	1	2	3	4	5	6
	1	1	1	2	3	4	5	6	7
	2	1	2	2	3	4	5	6	7
	3	2	3	3	3	5	6	7	8
	4	3	4	4	5	5	6	7	8
	5	4	5	5	6	6	7	8	9
	6	5	6	6	7	7	8	8	9
	7	6	7	7	8	8	9	9	9

Tabla C. Puntuación de ratón y teclado.

Tabla 22. Tablas C referidas a la puntuación del ratón y teclado. Extraído de la NTP 1173 del método ROSA.

❖ <u>Pantalla y periféricos:</u> Los puntos obtenidos en la tabla B, se suman a la de la tabla C, proporciona los datos de necesarios para completar la tabla D, Así se obtendrá la puntuación de la pantalla y los periféricos.

Tabla C (ratón y teclado)									
	1	2	3	4	5	6	7	8	9
1	1	2	3	4	5	6	7	8	9
2	2	2	3	4	5	6	7	8	9
3	3	3	3	4	5	6	7	8	9
4	4	4	4	4	5	6	7	8	9
5	5	5	5	5	5	6	7	8	9
6	6	6	6	6	6	6	7	8	9
7	7	7	7	7	7	7	7	8	9
8	8	8	8	8	8	8	8	8	9
9	9	9	9	9	9	9	9	9	9

Tabla B (teléfono y pantalla) es la etiqueta de filas.

Tabla D. Puntuación de pantalla y periféricos.

Tabla 23. Puntuación de pantalla y periféricos. Extraído de la NTP 1173 del método ROSA

❖ Puntuación final (Tabla E): La puntuación final del método ROSA se calcula utilizando la tabla E, utilizando como entrada la puntuación final de la silla y la puntuación final de los periféricos.

Tabla D (pantalla y periféricos)										
	1	2	3	4	5	6	7	8	9	10
1	1	2	3	4	5	6	7	8	9	10
2	2	2	3	4	5	6	7	8	9	10
3	3	3	3	4	5	6	7	8	9	10
4	4	4	4	4	5	6	7	8	9	10
5	5	5	5	5	5	6	7	8	9	10
6	6	6	6	6	6	6	7	8	9	10
7	7	7	7	7	7	7	7	8	9	10
8	8	8	8	8	8	8	8	8	9	10
9	9	9	9	9	9	9	9	9	9	10
10	10	10	10	10	10	10	10	10	10	10

Tabla A (silla) con factor tiempo es la etiqueta de filas.

Tabla E. Puntuación final del método ROSA. Las casillas som-

Tabla 24. Puntuación final del método ROSA. Extraído de la NTP 1173 del método ROSA.

Las celdas sombreadas en la tabla E denotan ela necesidad de realizar ajustes en el puesto. Es relevante destacar la simetría de esta tabla a lo largo de una de sus diagonales. Esto significa que cuando la puntuación final de la silla o los puntos de la pantalla y los periféricos sea igual o superior a 5, la puntuación final también será superior a 5. Es decir, solo se obtendrán puntuaciones finales inferiores a 5 cuando tanto el resultado de la tabla A (más el factor de uso) como el resultado de la tabla D sean también inferiores a 5.

La puntuación final del método se establece mediante la intersección en la tabla de doble entrada (tabla E) de las puntuaciones de la silla, incluyendo el factor de tiempo, y la puntuación combinada de la pantalla y los periféricos. Si el el valor es igual o superior a cinco, se considera que existe riesgo en el puesto de trabajo debido a la presencia de "disconfort musculoesquelético".

Estrategia de medición y análisis:

Durante la semana del 8 al 12 de abril de 2024, se realiza la grabación de los farmacéuticos residentes con la asistencia de una cámara y un trípode. La grabación se lleva a cabo durante media hora en cada uno de los dos turnos laborales, durante los 5 días hábiles de la semana. Se obtienen distintos ángulos de grabación: frontal, lateral y superior, tras haber solicitado permiso a los trabajadores y haberles informado sobre el propósito de la grabación. Para el análisis de las imágenes, se toman medidas previas de ciertos elementos, como la altura y la profundidad de la mesa. Además, se colocan objetos de tamaños específicos como referencia.

En el entorno de la oficina, se identifican los siguientes elementos: una mesa de trabajo de 150 cm de largo y 90 cm de ancho, una silla ergonómica con características fijas en el respaldo, la profundidad del asiento y los reposabrazos; un conjunto completo de equipo informático, incluyendo CPU, pantalla, teclado y ratón; un teléfono; una cajonera con cuatro compartimentos; una balda anclada a la pared a una altura de 1,80 m; y varios materiales de oficina, como una impresora, rotuladores, carpetas, bolígrafos y archivadores, entre otros.

6.3.1.3 Realización de la evaluación y obtención de los resultados de exposición al riesgo

Turno de mañana (8:00-15:00)

Puntuación ROSA	Farmacéutico residente		
Elemento	**Observaciones**	**Puntuación**	**Sumas**
Altura del asiento (A-1)	Postura con desviación, asiento bajo, rodillas < 90° y altura no regulable.	2 + 1 = 3	A-1 + A-2=
Profundidad del asiento (A-2)	Postura neutra: 8 cm entre el borde y la pierna. Profundidad no regulable.	1+ 1	3 +2 = **5**
Reposabrazos (A-3)	Postura con desviación, hombros encogidos, bordes duros y no regulables.	2 + 1 + 1 = 4	A-3 + A-4=
Respaldo (A-4)	Postura con desviación, apoyo inadecuado.	2	4 + 2 = **6**
	Puntuación final silla (Tabla A + Tabla F)		**6**
Elemento	**Observaciones**		**Puntuación**
Teléfono (B-1)	Teléfono lejos, a 40 cm, no existe opción de manos libres, sujeción el cuello o el hombre.		2 +2 +1=**5**
Pantalla (B-2)	Postura con desviación, pantalla alta, distancia de 80 cm y tiempo de uso mayor a 4 horas.		3+1+1 = **5**
	Puntuación de teléfono y pantalla (Tabla B)		**7**
Elemento	**Observaciones**		**Puntuación**
Ratón (C-1)	Postura neutra. Tiempo de uso diario superior a 4 horas.		1+1= **2**
Teclado (C-2)	Postura neutral, muñeca recta, hombros relajados. Tiempo de uso superior a 4 horas/día.		1+1+1=**3**
	Puntuación de ratón y teclado (Tabla C)		**3**
	Puntuación de pantalla y periféricos (Tabla D)		**7**
Puntuación final ROSA (Tabla E)			**7**

Tabla 25. Resultados del análisis ergonómico en el turno de mañana por el método ROSA de los farmacéuticos residentes.

Turno de tarde (15:00-22:00)

Puntuación ROSA	Farmacéutico residente		
Elemento	**Observaciones**	**Puntuación**	**Sumas**
Altura del asiento (A-1)	Postura con desviación, pies sin tocar el suelo y altura no regulable.	3 + 1 = 4	A-1 + A-2= 4 +3 = **7**
Profundidad del asiento (A-2)	Postura con desviación, menos de 8 cm entre borde y pierna. Profundidad no regulable	1+ 1+ 1=3	
Reposabrazos (A-3)	Postura con desviación, codos bajos (sin apoyar), bordes duros y no regulables.	2 + 1 + 1 = 4	A-3 + A-4= 4 + 2 = **6**
Respaldo (A-4)	Postura con desviación, apoyo inadecuado.	2	
	Puntuación final silla (Tabla A + Tabla F)		7
Elemento	**Observaciones**		**Puntuación**
Teléfono (B-1)	Teléfono lejos, a 40 cm, no existe opción de manos libres, sujeción el cuello o el hombre.		2 +2 +1=**5**
Pantalla (B-2)	Postura con desviación, pantalla alta, distancia de 80 cm y tiempo de uso mayor a 4 horas.		3+1+1 = **5**
	Puntuación de teléfono y pantalla (Tabla B)		7
Elemento	**Observaciones**		**Puntuación**
Ratón (C-1)	Postura con desviación, ratón no alineado. Tiempo de uso diario superior a 4 horas.		2+1=**3**
Teclado (C-2)	Postura neutral, muñeca recta, hombros relajados. Tiempo de uso superior a 4 horas/día.		1+1+1=**3**
	Puntuación de ratón y teclado (Tabla C)		3
	Puntuación de pantalla y periféricos (Tabla D)		7
Puntuación final ROSA (Tabla E)			7

Tabla 26. Resultados del análisis ergonómico en el turno de tarde por el método ROSA de los farmacéuticos residentes.

Todos los farmacéuticos residentes han obtenido puntuaciones de 7 a través del método ROSA, tanto en el turno de mañana como en el de tarde, superando así el umbral de acción establecido en 5. Según los creadores del método y lo indicado en la NTP 1173, puntuaciones que alcanzan o superan este umbral están asociadas con un notorio aumento en el malestar del trabajador y podrían indicar un riesgo elevado de lesiones. Por consiguiente, la implementación de medidas correctivas y preventivas en el lugar de trabajo debe llevarse a cabo lo antes posible.

Al examinar los distintos factores que han contribuido al aumento del riesgo ergonómico, se identifican deficiencias en la silla de oficina, especialmente por la falta de regulación en la altura. Esto resulta en que el farmacéutico del turno matutino, más alto, adopte una postura incorrecta con las rodillas en un ángulo menor a 90°, mientras que el del turno vespertino, más bajo, no pueda apoyar los pies en el suelo. La falta de regulación en la profundidad del asiento también genera problemas debido a la diferencia de altura entre ambos compañeros. Además, los reposabrazos rígidos y no ajustables dificultan mantener una postura adecuada.

También contribuyen al aumento del riesgo ergonómico las posturas incorrectas durante el uso de la silla, como la falta de apoyo en la parte superior de la espalda o la ausencia total de apoyo.

En relación con la pantalla y los periféricos, se observan deficiencias en el teléfono debido a la falta de manos libres, lo que obliga a los trabajadores a sostenerlo con el cuello y el hombro durante períodos prolongados. La falta de ajuste en la altura de la pantalla también resulta en posturas inadecuadas, colocándola a una distancia elevada del trabajador en ambos casos.

El uso del ratón y el teclado es en su mayoría adecuado, aunque se observa una desviación durante su uso por parte del trabajador del turno vespertino.

Un aspecto negativo y difícil de abordar en todos los aspectos evaluados es el tiempo de uso, ya que en todos los dispositivos se excede el límite de 4 horas diarias, excepto en el caso del teléfono.

6.3.1.5 Propuesta de medidas y controles preventivos.

<u>Medidas técnicas:</u>

- Obtener sillas ergonómicas en número suficiente para los empleados, con ajustes personalizados que no requieran constantes modificaciones. Estas sillas deben ofrecer la posibilidad de regular la altura, profundidad, inclinación del respaldo y posición de los reposabrazos. Además, deberían ser ajustables desde una posición sentada y evitar cambios involuntarios. Es crucial que cuenten con soporte lumbar ajustable.
- Desplazar la balda que se encuentra a una altura superior a la de los trabajadores para evitar esfuerzos excesivos y posturas comprometidas.
- Sustituir el teléfono fijo actual por uno inalámbrico que permita tenerlo más cerca (reduciendo la distancia a menos de 30 centímetros) y con opción de manos libres para utilizar auriculares con micrófono integrado.
- Adquirir un reposapiés regulable con dimensiones de 45 cm x 35 cm y una superficie antideslizante. Debería permitir una inclinación entre 5° y 15°.
- Cambiar el monitor actual por uno que permita ajustar su altura y pueda desplazarse para colocarlo a una distancia de 50-75 cm del trabajador. Además, debe contar con un sistema antirreflejante efectivo, buenos niveles de contraste y preferiblemente una superficie mate. Debe ser ajustable y cumplir con los requisitos de seguridad y salud establecidos en el RD 488/1997 para el trabajo con pantallas de visualización.

<u>Medidas organizativas:</u>

- Ofrecer a los empleados la posibilidad de tomar breves descansos a lo largo del día laboral, con el propósito de prevenir la fatiga visual y mental, así como los trastornos musculoesqueléticos. Se sugiere alternar entre posturas de estar de pie y sentado para fomentar cambios de posición.

- Reorganizar o asignar nuevas responsabilidades al puesto de trabajo que permitan variar la postura durante parte de la jornada laboral, evitando períodos prolongados de estar sentado.

• Implementar un programa de mantenimiento y supervisión para el mobiliario, equipos y entorno laboral, con el fin de identificar y resolver cualquier problema o inadecuación de manera rápida y eficiente.

• Realizar revisiones médicas anuales a los dos trabajadores para garantizar su salud y bienestar en el ámbito laboral.

<u>Formación</u>:

- Educar a los trabajadores en materia de prevención de trastornos musculoesqueléticos y adopción de medidas posturales adecuadas.

<u>Controles preventivos</u>:

• Asegurar que los empleados configuren correctamente sus equipos (como silla, pantalla y teclado) y mantengan posturas ergonómicas durante su uso.

• Verificar que el entorno laboral promueva condiciones ergonómicas óptimas, teniendo en cuenta la ubicación con respecto a fuentes de luz, iluminación sin reflejos en las pantallas y disponibilidad de espacio para las piernas, entre otros aspectos.

• Revisar que todos los elementos del lugar de trabajo (como silla, pantalla, teléfono y ratón) estén en buenas condiciones.

• Confirmar que el personal ha recibido la formación ergonómica necesaria para llevar a cabo sus tareas de forma segura y saludable.

• Supervisar el cumplimiento de los estándares establecidos en el RD 488/1997 en lo que respecta a las condiciones de seguridad y salud en trabajos que implican el uso de pantallas de visualización.

• Realizar controles de salud centrados en el bienestar musculoesquelético, la visión y la salud mental de los empleados, siguiendo el protocolo específico para la vigilancia de la salud en puestos que incluyen pantallas de visualización.

7. Planificación de la Actividad Preventiva

7.1. Introducción

Conforme a lo dispuesto en el artículo 16 de la Ley de Prevención de Riesgos Laborales (LPRL) y el artículo 8 del Real Decreto 39/1997, que regula el Reglamento de los Servicios de Prevención (RSP), si la evaluación revela situaciones de riesgo, es necesario implementar medidas preventivas para eliminar, mitigar y controlar los riesgos identificados. Estas medidas deben ser objeto de una planificación detallada.

El plan se elaborará siguiendo las directrices establecidas en la Sección 2ª "Planificación de la actividad preventiva" del Capítulo II del RD 39/1997 sobre RSP (artículos 8 y 9). Esta planificación contemplará la asignación de responsabilidades, así como la asignación de recursos humanos y materiales necesarios para lograr los objetivos establecidos: la ejecución de acciones preventivas y su correspondiente seguimiento y control. Asimismo, se establecerán etapas y prioridades para su implementación, teniendo en cuenta la gravedad de los riesgos identificados en la evaluación y el número de trabajadores expuestos a ellos.

<u>Seguridad en el trabajo</u>

En la disciplina de Seguridad en el Trabajo, se establecen diversos niveles de prioridad para la adopción de medidas y la realización de controles preventivos, según el riesgo evaluado para el trabajador de mantenimiento.

Prioridad	Nivel de riesgo	Plazo orientativo de adopción de medidas
1	Trivial (T)	A criterio de la empresa
2	Tolerable (TO)	De 6 meses a 1 año
3	Moderado (MO)	De 1 a 6 meses
4	Importante (I)	De 1 semana a 1 mes
5	Intolerable (IN)	Inmediata

Tabla 27. Niveles de prioridad según el riesgo y plazo orientativo de adopción de las medidas y controles preventivos en la evaluación de la disciplina de Seguridad en el Trabajo.

❖ Higiene industrial

Basándonos en los resultados obtenidos en la evaluación de riesgos biológicos en el puesto de farmacéutico microbiólogo, se procede a la planificación y establecimiento de medidas y controles preventivos, que se explican a continuación.

La evaluación de riesgos biológicos realizada a través del método Biogaval-Neo nos permite identificar tres niveles de riesgo:

• Riesgos intolerables: son todos los que superan el LEB, lo que exige la aplicación inmediata de medidas correctivas.

• Situaciones mejorables sin riesgo urgente: Estas situaciones superan el NAB pero no el LEB.

• Situaciones tolerables: Aquellas que no superan el NAB, lo que no implica la necesidad inmediata de medidas correctoras, pero sí requiere vigilarlas y establecer controles preventivos.

El Artículo 9 del RD 39/1997 indica la importancia de definir las etapas y orden en la planificación de la actividad preventiva, considerando la magnitud de los riesgos y el número de trabajadores expuestos. Es lógico que a mayores riesgos les corresponda una mayor prioridad en la aplicación de medidas correctivas y preventivas. Además, según los fundamentos generales de la acción preventiva y considerando que la eliminar totalmente el riesgo es poco práctico, se dará prioridad a la protección colectiva.

Prioridad	Criterio	Plazo orientativo de adopción de medidas
1	Situación tolerable	A criterio de la empresa
2	Situación mejorable y medida destinada a la protección individual del trabajador	Hasta 6 meses
3	Situación mejorable y medida destinada a reducir o controlar el riesgo de forma colectiva	Hasta 1 mes
4	Situación intolerable	Inmediata / mayor brevedad posible

Tabla 28. Niveles de prioridad según el riesgo y plazo orientativo de adopción de las medidas y controles preventivos en la evaluación de la disciplina de Higiene industrial.

❖ Ergonomía y Psicosociología aplicada

Las deficiencias ergonómicas identificadas en la evaluación representan riesgos significativos para la salud de los empleados. Por lo tanto, se abordarán con prioridad mediante la implementación de medidas correctivas y preventivas, así como a través de la supervisión mediante controles preventivos. Este proceso requerirá una planificación similar a la realizada en otras disciplinas preventivas abordadas hasta ahora.

En cuanto a la planificación basada en los niveles de riesgo definidos para el método ROSA, nos regiremos por la tabla que se presenta a continuación. Esta tabla prioriza la implementación de medidas en aquellas evaluaciones que obtengan puntuaciones iguales o superiores a 5, lo que indica un riesgo ROSA alto o superior, es decir, aquellas evaluaciones en las que se exceda el umbral de acción.

Prioridad	Nivel de riesgo ROSA	Plazo orientativo de adopción de medidas
1	Inapreciable	No se necesita actuación
2	Mejorable	Hasta 1 año
3	Alto	Hasta 2 meses
4	Muy alto	Cuanto antes (no exceder las 3 semanas)
5	Extremo	Urgente

Tabla 29. Niveles de prioridad según el riesgo y plazo orientativo de adopción de las medidas y controles preventivos en la evaluación de la disciplina de Ergonomía.

7.2. Planificación y controles correspondientes a la disciplina de Seguridad en el Trabajo

7.2.1. Tabla de planificación de medidas correspondiente a la evaluación de la disciplina de seguridad en el trabajo

Riesgo identificado	Causa del riesgo	Medida preventiva o correctora	Tipo de medida	Prioridad	Coste	Responsable	Fecha de implantación	
							Prevista	Real
Caída de personas a distinto nivel	Riesgo potencial de caídas por el uso inapropiado de métodos para acceder a los niveles superiores de las estanterías de almacenamiento.	Capacitar a los empleados en procedimientos seguros para acceder a las áreas de almacenamiento en alturas elevadas	Formación	3	Asumido por el servicio de prevención del hospital (SPH)	Dirección del hospital (DH)	Sept. 24	
	Posibles accidentes por caídas debido al uso incorrecto de una escalera manual tipo tijera, sobre todo, desde alturas inferiores a 2 metros	Desarrollo de un protocolo para el uso seguro de escaleras de mano según la normativa NTP 239, que incluya: la colocación adecuada lejos de aberturas de puertas o ventanas y sobre superficies planas, horizontales y antideslizantes; trabajar en la vertical de la escalera, el uso de un dispositivo de seguridad limitador de apertura; evitar transportar cargas grandes o que dificulten el agarre durante el ascenso y descenso.	Procedimiento	3	SPH	DH	Sept. 24	
		Capacitación en el uso de escaleras y en la implementación de medidas preventivas adecuadas.	Formación	3	SPH	DH	Sept. 24	
	Posibles deficiencias en el mantenimiento de la escalera de mano	Implementar un plan regular de mantenimiento preventivo para la escalera de mano.	Organizativa	3	SPH	DH	Sept. 24	

Riesgo identificado	Causa del riesgo	Medida preventiva o correctora	Tipo de medida	Prioridad	Coste	Responsable	Fecha de implantación	
							Prevista	Real
Caída de personas a distinto nivel	Realizar labores en áreas cercanas a huecos y desniveles en situaciones donde la instalación de protección colectiva no sea técnicamente factible o sea insuficiente para asegurar completamente la seguridad	Si fuera necesario llevar a cabo trabajos cerca de huecos o desniveles sin seguridad, es crucial disponer de puntos de anclaje sólidos y normalizados para sujetar el equipo anticaída. En estas situaciones, se debe señalizar claramente la obligación de utilizar el equipo anticaída en el lugar correspondiente.	Medida técnica	4	SPH	DH	Junio 24	
		Desarrollar un procedimiento de trabajo escrito para consultar ante la utilización de equipos anticaídas.	Procedimiento	4	SPH	DH	Junio 24	
Caída de personas al mismo nivel	Posibilidad de presencia de objetos o materiales en zonas de paso que puedan provocar tropiezos y caídas.	Ofrecer a los empleados orientación pertinente sobre lo importante que es mantener la limpieza y organización en los espacios, resaltando la relevancia de no obstruir las vías de tránsito o circulación.	Información	2	SPH	DH	enero 25	
Caída de objetos por desplome o derrumbamiento	Las estanterías del almacén de mantenimiento no están ancladas a la pared, lo que podría conllevar un riesgo de colapso o caída de las estanterías y los productos almacenados.	Ancle las estanterías de forma segura a la pared para garantizar su estabilidad y seguridad.	Técnica	4	SPH	DH	junio-24	
Caída de objetos en manipulación	Por manipular materiales de forma incorrecta y en áreas peligrosas	Instruya a los trabajadores en las prácticas correctas para una manipulación segura de materiales.	Información	4	SPH	DH	junio-24	

Riesgo identificado	Causa del riesgo	Medida preventiva o correctora	Tipo de medida	Prioridad	Coste	Responsable	Fecha de implantación Prevista	Real
Caída de objetos en manipulación	Por manipular materiales de forma incorrecta y en áreas peligrosas	Establecer una prohibición estricta contra la manipulación de materiales en condiciones inseguras que puedan comprometer la seguridad propia y la del resto del personal.	Organizativa	4	SPH	DH	junio-24	
		Capacitar a los trabajadores sobre las condiciones de seguridad necesarias para la manipulación de materiales	Formación	4	SPH	DH	junio-24	
	Falta de uso de calzado de seguridad durante el trabajo	Proveer a los trabajadores con calzado de seguridad que los proteja contra la caída de materiales y perforaciones en la suela.	Medida tipo EPI	4	SPH	DH	junio-24	
		Colocar señalización en la obra indicando la obligación de usar calzado de seguridad	Técnica	4	SPH	DH	junio-24	
Golpes / cortes por herramientas	Impactos o cortes durante la manipulación de materiales que pueden ocasionar lesiones en las manos.	Proveer a los trabajadores con guantes de protección contra agresiones mecánicas	Medida tipo EPI	3	SPH	DH	Sept- 24	
	Lesiones por golpes o cortes durante el manejo de herramientas manuales	Capacitar a los trabajadores en el uso adecuado de las herramientas	Formación	3	SPH	DH	Sept- 24	
Proyección de fragmentos o partículas	Riesgo de proyecciones de material durante el uso de herramientas manuales	Proporcionar a los trabajadores gafas de protección contra impactos mecánicos	Medida tipo EPI	3	SPH	DH	Sept- 24	
Contactos eléctricos directos	Posibles defectos de mantenimiento de elementos de la instalación eléctrica, que permitan el acceso a elementos en tensión.	Implementar un programa de mantenimiento y revisión periódica para garantizar que todo el material eléctrico esté en perfectas condiciones de conservación y cuente con los medios de protección necesarios	Organizativa	3	SPH	DH	Sept- 24	

63

Riesgo identificado	Causa del riesgo	Medida preventiva o correctora	Tipo de medida	Prioridad	Coste	Responsable	Fecha de implantación	
							Prevista	Real
Contactos eléctricos directos	Posibles defectos de mantenimiento de elementos de la instalación eléctrica, que permitan el acceso a elementos en tensión	Los trabajos en instalaciones eléctricas o en sus cercanías deben ser realizados únicamente por personal competente y autorizado, de acuerdo con lo establecido en el Real Decreto 614/2001, de 8 de junio, sobre disposiciones mínimas para la protección de la salud y la seguridad de los trabajadores frente al riesgo eléctrico.	Organizativa	3	SPH	DH	Sept- 24	
	Posible manipulación inadecuada del material eléctrico, equipos o instalaciones eléctricos	Capacitación de los trabajadores en prevención de riesgos	Medida formativa	3	SPH	DH	Sept- 24	
		Se debe implementar un programa de revisión de la instalación eléctrica en cumplimiento del Reglamento Electrotécnico de Baja Tensión (REBT) para garantizar su adecuada seguridad.	Organizativa	3	SPH	DH	Sept- 24	
incendios	Por posibilidad de sobrecargas en la instalación eléctrica	Se establecerá un programa de verificación periódica para garantizar que las vías y salidas de evacuación estén en condiciones óptimas para su uso.	Organizativa	3	SPH	DH	Sept- 24	
	Por presencia de obstáculos en las vías de salida	Capacitación de los trabajadores en la prevención de incendios, con énfasis en los de origen eléctrico, así como en las medidas aplicables en caso de emergencia, que incluyen el uso de extintores y BIEs, el protocolo de evacuación del edificio, la señalización adecuada, entre otros aspectos, además de la formación en primeros auxilios.	Formación	3	SPH	DH	Sept- 24	
	Posibles carencias en la formación sobre prevención de incendios	Instalación de carteles informativos en el servicio de farmacia que detallen el protocolo de actuación en caso de incendio.	Información	3	SPH	DH	Sept- 24	

Riesgo identificado	Causa del riesgo	Medida preventiva o correctora	Tipo de medida	Prioridad	Coste	Responsable	Fecha de implantación	
							Prevista	Real
Otros riesgos	Problemas con el vallado perimetral de la zona de trabajo y los accesos (para prevenir el acceso de personas no autorizadas	Es crucial limitar y señalizar claramente la zona de trabajo, estableciendo la prohibición de acceso a cualquier persona ajena a la obra o que carezca de los equipos de protección y conocimientos necesarios.	Organizativa	5	SPH	DH	próxima semana	
		Es necesario que la zona de trabajo esté protegida por un vallado perimetral completo y estable para evitar el acceso no autorizado	Técnica	5	SPH	DH	próxima semana	

Tabla 30. 7.2.1.   Tabla de planificación de medidas preventivas en la evaluación de la disciplina de seguridad en el trabajo

7.2.2.   Tabla de controles preventivos correspondiente a la evaluación de la disciplina de seguridad en el trabajo.

Riesgo identificado	Causa del riesgo	Control preventivo	Responsable	Fecha del control	Resultado del control	Acción requerida
Caída de personas a distinto nivel	Riesgo potencial de caídas por el uso inapropiado de métodos para acceder a los niveles superiores de las estanterías de almacenamiento.	Asegurarse de que no se empleen métodos inapropiados para acceder a las áreas elevadas de las estanterías.	Jefe de mantenimiento (JM)			
	Posibles accidentes por caídas debido al uso incorrecto de una escalera manual tipo tijera, sobre todo, desde alturas inferiores a 2 metros.	Verificar que la escalera es usada por los trabajares de la forma adecuada	JM			
		Llevar a cabo inspecciones periódicas de evaluación del estado de la escalera de mano, con el fin de verificar la estabilidad de la estructura, las conexiones entre los elementos, las condiciones de los soportes, el funcionamiento del dispositivo de seguridad limitador de apertura, el estado de los peldaños o el recubrimiento antideslizante.	SPH			

Riesgo identificado	Causa del riesgo	Control preventivo	Responsable	Fecha del control	Resultado del control	Acción requerida
Caída de personas a distinto nivel	Realizar labores en áreas cercanas a huecos y desniveles en situaciones donde la instalación de protección colectiva no sea técnicamente factible o sea insuficiente para asegurar completamente la seguridad.	Verificación de que los puntos de anclaje del equipo anticaídas estén adecuadamente equipados, conservados y hayan pasado las pruebas requeridas, así como la señalización adecuada que indique la obligatoriedad de su uso.	JM			
		Verificación de la adhesión al procedimiento operativo para labores que impliquen el uso de equipos de protección personal contra caídas desde alturas	JM			
Caída de personas al mismo nivel	Posibilidad de presencia de objetos o materiales en zonas de paso que puedan provocar tropiezos y caídas.	Se realizará una revisión periódica para garantizar que se mantengan condiciones adecuadas de orden y limpieza en las zonas de paso.	JM			
Caída de objetos por desplome o derrumbamiento	Las estanterías del almacén de mantenimiento no están ancladas a la pared, lo que podría conllevar un riesgo de colapso o caída de las estanterías y los productos almacenados.	Supervise las condiciones de almacenamiento de productos y materiales, prestando atención a la distribución de las cargas y su disposición	JM			
Caída de objetos en manipulación	Por manipular materiales de forma incorrecta y en áreas peligrosas	Realice inspecciones regulares de las estructuras de almacenamiento para verificar el estado y la integridad de todos sus componentes	SPH			
		Verificar que no se realicen manipulaciones de materiales en condiciones inseguras o que pongan en riesgo a los trabajadores.	JM			
	Falta de uso de calzado de seguridad durante el trabajo	Realizar verificaciones periódicas del estado y conservación de la señalización que indica la obligación de usar calzado de seguridad	JM			
		Verificar el uso adecuado y la conservación del calzado de seguridad	JM			

Riesgo identificado	Causa del riesgo	Control preventivo	Responsable	Fecha del control	Resultado del control	Acción requerida
Golpes / cortes por herramientas	Impactos o cortes durante la manipulación de materiales que pueden ocasionar lesiones en las manos.	Verificación del adecuado uso y mantenimiento de los guantes de protección contra agresiones mecánicas	SPH			
	Lesiones por golpes o cortes durante el manejo de herramientas manuales	Verificar que las herramientas manuales estén en buenas condiciones para su uso.	JM			
		Controlar que los guantes de protección contra agresiones mecánicas se utilicen y conserven adecuadamente	SPH			
Proyección de fragmentos o partículas	Riesgo de proyecciones de material durante el uso de herramientas manuales	Verificación del adecuado uso y mantenimiento de las gafas de protección contra impactos mecánicos	JM			
Contactos eléctricos directos	Posibles defectos de mantenimiento de elementos de la instalación eléctrica, que permitan el acceso a elementos en tensión	Verificar que el material eléctrico esté en perfectas condiciones de conservación y que todas las partes activas estén protegidas mediante alejamiento, interposición de obstáculos o aislamiento.	JM			
		Verificar que los cuadros eléctricos permanezcan cerrados, sin partes activas accesibles y con apantallamientos interiores, además de estar señalizados con riesgo eléctrico y restringido el acceso al personal autorizado. Inspeccionar que las tapas cuenten con sistema de cierre y toma de tierra en caso de ser metálicas. Comprobar que los interruptores estén debidamente identificados con la parte de la instalación a la que corresponden	JM			
	Posible manipulación inadecuada del material eléctrico, equipos o instalaciones eléctricos	Verificar que todos los trabajos que impliquen la intervención en instalaciones eléctricas de equipos o locales sean realizados únicamente por personal con los conocimientos y capacitación necesarios, de acuerdo con lo establecido en el Real Decreto 614/2001 sobre Riesgo Eléctrico.	JM			

Riesgo identificado	Causa del riesgo	Control preventivo	Responsable	Fecha del control	Resultado del control	Acción requerida
Incendios	Por posibilidad de sobrecargas en la instalación eléctrica	Verificar que las líneas de alimentación no estén sobrecargadas y que los dispositivos de protección contra sobrecorriente están en buenas condiciones	JM			
		Verificar que se realiza un uso adecuado de todo el material eléctrico, evitando sobrecargar las tomas de corriente y realizar conexiones inadecuadas a las mismas	JM			
	Por presencia de obstáculos en las vías de salida	Verificar que las vías y salidas designadas para la evacuación de la obra se mantienen limpias y completamente despejadas	SPH			
		Instalar puertas de evacuación con medidas de control antipánico	SPH			
	Posibles carencias en la formación sobre prevención de incendios	Verificación de que los trabajadores han recibido formación en prevención de incendios	JM			
Otros riesgos	Problemas con el vallado perimetral de la zona de trabajo y los accesos (para prevenir el acceso de personas no autorizadas	Verificar que el vallado perimetral de la zona de trabajo esté en buenas condiciones de conservación y sea completo y estable, de modo que impida el acceso no autorizado y solo permita la entrada a personas autorizadas y cualificadas para los trabajos. Además, se deben diferenciar los accesos para peatones y vehículos/maquinaria	SPH			

Tabla 31. Tabla de controles preventivos para la evaluación de la disciplina de seguridad en el trabajo

7.3. Planificación y controles correspondientes a la disciplina de Higiene Industrial

7.3.1. Tabla de planificación de medidas correspondientes a la evaluación realizada en Higiene Industrial

Localización del riesgo	Riesgo identificado	Causa del riesgo	Medida preventiva	Tipo de medida	Prioridad	Responsable	Fecha prevista de realización	Fecha real
Laboratorio de microbiología	**Exposición a agentes biológicos**	Posible contacto directo o indirecto con un foco de contaminación	Adquirir información sobre las enfermedades que pueden contraerse en el puesto de trabajo causadas por agentes biológicos.	Información	3	SPH	Junio 24	
			Conocer las buenas prácticas de higiene, como el lavado de manos con agua y jabón o desinfectantes de tipo alcohólico, evitar contacto con la nariz, boca u ojos; no comer o beber fuera de zonas habilitadas	Información	3	SPH	Junio 24	
			Mejora de los procedimientos de limpieza y desactivación de microorganismos mediante métodos físicos y/o químicos, aplicados al instrumental quirúrgico, equipos (como sondas ecográficas) y superficies de trabajo, en respuesta a la presencia de agentes biológicos relevantes identificados en la evaluación.	Procedimiento	3	Farmacéutico microbiólogo (FM)	Junio 24	
			Actualización de los procedimientos de limpieza para paredes y suelos.	Procedimiento	3	empresa de limpieza	Junio 24	
			Reducción del tiempo dedicado a actividades que conllevan riesgo de exposición a agentes biológicos.	Organizativa	3	Servicio de farmacia (SF)	Junio 24	
			Presencia de taquillas	Técnica	2	SF	Sept. 24	
			Trabajar con batas de manga larga para evitar el contacto	Técnica	2	SF	Sept. 24	
			Suministrar a los trabajadores equipos de protección de barrera adecuados, como guantes desechables aptos para protección contra bacterias, hongos y virus, así como protección ocular contra salpicaduras.	Medida de EPI's	2	SPH	Sept. 24	

Localización del riesgo	Riesgo identificado	Causa del riesgo	Medida preventiva	Tipo de medida	Prioridad	Responsable	Fecha prevista de realización	Fecha real
Laboratorio de microbiología	Exposición a agentes biológicos	Posible contacto directo o indirecto con un foco de contaminación	Desarrollar procedimientos estandarizados para el uso adecuado de EPIs.	Procedimiento	3	FM	Junio 24	
			Capacitar a los trabajadores sobre el uso, inspección y mantenimiento de los EPIs	Formación	3	SPH	Junio 24	
			Proporcionar información sobre las vacunas disponibles.	Información	2	SPH	Sept. 24	
			Establecer un protocolo de vacunación	Organizativa	2	SPH	Sept. 24	
			Elaborar protocolos de actuación en caso de incidentes con riesgo biológico	Procedimiento	3	SPH	Junio 24	
			Crear procedimientos de notificación de accidentes de riesgo biológico.	Procedimiento	3	SPH	Junio 24	
		Generación de bioaerosoles	Desarrollar protocolos operativos para prevenir o reducir al mínimo la dispersión aérea de agentes biológicos mediante la formación de bioaerosoles.	Procedimiento	3	SPH	Junio 24	
			Suministrar a los trabajadores equipos de protección respiratoria adecuados para protegerse contra los agentes biológicos de riesgo.	Medida de EPI's	2	SF	Sept. 24	
		Posible entrada de agentes biológicos por cortes o pinchazos	Cambio del material de vidrio por el disponible en plástico	Técnica	2	SF	Sept. 24	
			Desarrollar protocolos para el uso adecuado de los dispositivos de bioseguridad	Procedimiento	3	SF	Junio 24	
			Impartir formación sobre el manejo, inspección y mantenimiento de materiales y equipos de trabajo, así como la prevención de accidentes e incidentes con objetos cortantes o punzantes.	Formación	3	SPH	Junio 24	
			Presencia de contenedores homologados para el desecho	Técnica	3	Empresa de limpieza	Junio 24	
			Proporcionar información detallada sobre los protocolos para la manipulación, eliminación o desinfección de materiales y equipos con probabilidad de estar infectados.	Información	3	SPH	Junio 24	

7.3.2. Tabla de controles preventivos correspondientes a la evaluación realizada en Higiene Industrial

Localización del riesgo	Riesgo identificado	Causa del riesgo	Control preventivo	Responsable	Fecha realización del control	Resultado del control	Acción requerida
Reservorio y fómites	Exposición a agentes biológicos	Contacto directo o indirecto con una fuente de contaminación	Chequear que se cumplen los protocolos de trabajo	SPH			
			Revisión de la manipulación adecuada	SPH			
			Verificar el estado de conservación de las protecciones oculares	SPH			
			Valoración de la limpieza	FM			
			Establecer revisiones con los trabajadores para conocer su estado inmunológico	SPH			
		Generación de bioaerosoles	programar revisiones de los aparatos de ventilación y cabinas de seguridad	SPH			
		Posible entrada de agentes biológicos por cortes o pinchazos.	Revisión del adecuado uso de objetos punzantes	SPH			
			Control del estado de los contenedores homologados	SPH			
			Revisión del correcto cumplimiento de los protocolos de recogida y almacenamiento de residuos biosanitarios y peligrosos.	SPH			

7.4. Planificación y controles correspondientes a la disciplina de Ergonomía y Psicosociología Aplicada

7.4.1. Tabla de planificación de medidas correspondientes a la evaluación realizada en Ergonomía y Psicosociología aplicada

Localización del riesgo	Riesgo identificado	Causa del riesgo	Medida preventiva	Tipo de medida	Prioridad	Responsable	Fecha prevista de realización	Fecha real
Silla	**Carga física postural**	Silla inapropiada	Abastecimiento de sillas ergonómicas con posibilidad de ajuste de altura, profundidad, inclinación y con refuerzo de la zona lumbar.	Técnica	4		Junio 24	
			Establecer programas de chequeo de las condiciones del material del área de trabajo.	Organizativa	4		Junio 24	
		Posturas inapropiadas de los trabajadores o regulación incorrecta de la silla.	Informar a los trabajadores sobre la ergonomía.	Información	4	Farmacéutico microbiólogo (FM)	Junio 24	
			Capacitar a los trabajadores en ergonomía e higiene postural para la prevención de lesiones durante la jornada laboral.	Formación	4	empresa de limpieza	Junio 24	
			Crear guías sobre el correcto ajuste del material del puesto de trabajo.	Información	4	Servicio de farmacia (SF)	Junio 24	
			Adquisición del número de sillas suficiente para los trabajadores con el fin de evitar los reajustes diarios.	Técnica	4	SF	Sept. 24	
		Dificultad para el apoyo de los pies en el suelo	Compra de reposapiés regulables	Técnica	4	SF	Sept. 24	
Pantalla	**Postura, carga mental y problemas visuales**	Pantalla baja/alta	Capacitar a los trabajadores en ergonomía e higiene postural para la prevención de lesiones durante la jornada laboral.	Formación	4	SPH	Sept. 24	
			Crear guías sobre el correcto ajuste del material del puesto de trabajo.	Información	4	SF	Sept. 24	

Localización del riesgo	Riesgo identificado	Causa del riesgo	Medida preventiva	Tipo de medida	Prioridad	Responsable	Fecha prevista de realización	Fecha real
		Reflejos en la pantalla	Reemplazo de la pantalla de visualización con características antirreflejantes y que cumpla con los requisitos del RD 488/1997.	Técnica	4	SF	Sept. 24	
Teclado	postura	Posición inapropiada de las muñecas	Capacitar a los trabajadores en ergonomía e higiene postural para la prevención de lesiones durante la jornada laboral.	Formación	4	SPH	Sept. 24	
			Crear guías sobre el correcto ajuste del material del puesto de trabajo.	Información	4	SF	Sept. 24	
Ratón	postura	Agarre en pinza por ratón pequeño.	Cambiar el tamaño del ratón	Técnica	4	SF	Sept. 24	
Teléfono	postura	Distancia al teléfono y forma de cogerlo	Cambio del teléfono por otro que permita el modo "manos libres"	Técnica	4	SF	Sept. 24	
Tiempo de uso	Postura, carga mental y problemas visuales	Ausencia de pausas o no suficientes	Permitir a los trabajadores realizar breves pausas durante la jornada laboral y poder hacer cambios posturales.	Organizativa	4	SF	Sept. 24	

7.4.2. Tabla de controles preventivos de Ergonomía y Psicosociología aplicada

Localización del riesgo	Riesgo identificado	Causa del riesgo	Control preventivo	Responsable	Fecha de realización de control	Resultado del control	Acción requerida
Puesto de oficina	Postura, carga mental y problemas visuales	Posturas inapropiadas de los trabajadores o regulación incorrecta de la silla	Establecer revisiones para comprobar que los trabajadores adoptan las medidas ergonómicas apropiadas.	SPH			
			Validación de la formación que reciben los trabajadores sobre ergonomía.	SPH			

Localización del riesgo	Riesgo identificado	Causa del riesgo	Control preventivo	Responsable	fecha de realización de control	Resultado del control	Acción requerida
Puesto de oficina	**Postura, carga mental y problemas visuales**	Posibles malas condiciones del material del puesto de trabajo	Chequeo de las condiciones del material del área de trabajo. (silla, pantalla, teléfono, teclado y ratón)	SPH			
			Comprobar que las condiciones del puesto de trabajo son las adecuadas para el desarrollo de la actividad	SPH			
			Verificar la realización de los controles de mantenimiento.	SPH			
			Supervisión de que se cumple la normativa RD 488/1997 sobre el trabajo con equipos que incluyen pantallas de visualización.	SPH			
		Usuarios de PVD	Establecer protocolos de vigilancia sanitaria específica para usuarios de PVD	SF			

8. BIBLIOGRAFÍA

8.1. Normativa

- España. Ley 31/1995, de 8 de noviembre, de Prevención de Riesgos Laborales. BOE, 10 de noviembre de 1995, núm. 269, de 10/11/1995.
- España. Real Decreto 39/1997, de 17 de enero, por el que se aprueba el Reglamento de los Servicios de Prevención. *BOE,* 27, sec. I, de 31 de enero de 1997.
- España. Real Decreto 488/1997, de 14 de abril, sobre disposiciones mínimas de seguridad y salud relativas al trabajo con equipos que incluyen pantallas de visualización. *BOE*, 97, sec. I, de 23 de abril de 1997.
- España. Real Decreto 664/1997, de 12 de mayo, sobre la protección de los trabajadores contra los riesgos relacionados con la exposición a agentes biológicos durante el trabajo. *BOE*, 124, sec. I, de 24 de mayo de 1997.
- España. Real Decreto 1215/1997, de 18 de julio, por el que se establecen las disposiciones mínimas de seguridad y salud para la utilización por los trabajadores de los equipos de trabajo. *BOE*, 188, sec. I, de 7 de agosto de 1997.
- España. Real Decreto 1277/2003, de 10 de octubre, por el que se establecen las bases generales sobre autorización de centros, servicios y establecimientos sanitarios. *BOE*, 254, sec. I, de 23 de octubre de 2003.
- España. Orden ESS/1451/2013, de 29 de julio, por la que se establecen disposiciones para la prevención de lesiones causadas por instrumentos cortantes y punzantes en el sector sanitario y hospitalario. *BOE*, 182, sec. I, de 31 de julio de 2013.

8.2. Guías, documentos técnicos y otros

- Álvarez Valdivia A., Sánchez Fuentes M. (2022). NTP 1173: Modelo para la evaluación de puestos de trabajo en oficina: método ROSA. Instituto Nacional de Seguridad y Salud en el Trabajo (INSST).
- Alados Arboledas JC, Gómez García de la Pedrosa E, Leiva León J, Pérez Sáenz JL, Rojo Molinero E. (2014). Seguridad en el laboratorio de Microbiología Clínica. 10ª. Pérez Sáenz JL (coordinador). Procedimientos en Microbiología Clinica. Cercenado

Mansilla E, Cantón Moreno R (editores). Sociedad Española de Enfermedades Infecciosas y Microbiologia Clínica (SEIMC).

- Instituto Nacional de Estadística (INE). Cifras de población. Página web <https://www.ine.es/dyngs/INEbase/es/operacion.htm?c=Estadistica_C&cid=125473 6176951&menu=ulti Datos&idp=1254735572981> [Consulta: 25/04/2024].

- Instituto Nacional de Seguridad y Salud en el Trabajo - INSST (2014). Guía técnica para la evaluación y prevención de los riesgos relacionados con la exposición a agentes biológicos. Edición de 2014. Consultado en: https://www.insst.es/documentacion/catalogo-de-publicaciones/guia-tecnica-para-la-evaluacion-y-prevencion-de-los-riesgos-relacionados-con-la-exposicion-a-agentes-biologicos

- Instituto Nacional de Seguridad y Salud en el Trabajo - INSST (2015). Guía técnica para para la evaluación y prevención de los riesgos relativos a la utilización de los lugares de trabajo. Edición de 2015. Consultado en: https://www.insst.es/documentacion/catalogo-de-publicaciones/guia-tecnica-para-la-evaluacion-y-la-prevencion-de-los-riesgos-relativos-a-la-utilizacion-de-los-lugares-de-trabajo

- Instituto Nacional de Seguridad y Salud en el Trabajo - INSST (2021). Guía técnica para la evaluación y prevención de los riesgos relativos a la utilización de pantallas de visualización. INSST. Edición de 2021. Consultado en: https://www.insst.es/documentacion/catalogo-de-publicaciones/guia-tecnica-para-la-evaluacion-y-prevencion-de-los-riesgos-relativos-a-la-utilizacion-de-equipos-con-pantallas-de-visualizacion

- Instituto Nacional de Seguridad y Salud en el Trabajo (INSST). Fichas de agentes biológicos – BASEBiO. Página web <https://www.insst.es/agentes-biologicos-basebio> [Consulta: 27/04/2024].

- Llorca Rubio J.L.; Soto Ferrando P. y Benavent Nacher S. (2018). Manual práctico para la evaluación del riesgo biológico en actividades laborales diversas. BIOGAVAL-NEO. Instituto Valenciano de Seguridad y Salud en el Trabajo (INVASSAT). Consultado en: https://invassat.gva.es/documents/161660384/161741765/Biogaval_neo_2018_cs/ea 1b4c14-8033-4c8b-8779-

- Ministerio de Sanidad de España. Vacunas y Programa de Vacunación. Página web <https://www.sanidad.gob.es/profesionales/saludPublica/prevPromocion/vacunaciones/vacunas/profesionales/home.htm> [Consulta: 29/04/2024].
- Orriols Ramos R.M., Cortés Domènech M., Alonso Espadalé R.M. (2010). NTP 875: Riesgo biológico: metodología para la evaluación de equipos cortopunzantes con dispositivos de bioseguridad. Instituto Nacional de Seguridad y Salud en el Trabajo (INSST).
- Tamborero del Pino J.M. (1989). NTP 239: Escaleras manuales. Instituto Nacional de Seguridad y Salud en el Trabajo (INSST).
- Universidad Francisco de Vitoria - UFV (2024). Temario del Máster Universitario en Prevención de Riesgos Laborales. Asignatura Trabajo Fin de Máster. Recursos de ayuda para la elaboración del Trabajo de Fin de Máster (TFM). UFV. Curso académico 23-24.
- Universidad Francisco de Vitoria - UFV (2024). Temario del Máster Universitario en Prevención de Riesgos Laborales. Asignatura Trabajo Fin de Máster. Identificación, clasificación y descripción de riesgos laborales (TFM). UFV. Curso académico 23-24.

Anexos

Anexo 1. Encuesta sobre medidas higiénicas Biogaval-Neo.

Número	Medida higiénica	si	no	no aplica
1	Dispone de ropa de trabajo	1		
2	Uso de ropa de trabajo	1		
3	Dispone de Epi´			1
4	Se limpian los Epi´s	1		
5	Se dispone de lugar para almacenar Epi´s	1		
6	Se controla el correcto funcionamiento de Epi´s		1	
7	Limpieza de ropa de trabajo por el empresario	1		
8	Se dispone de doble taquilla		1	
9	Se dispone de aseos	1		
10	Se dispone de duchas	1		
11	Se dispone de sistema para lavado de manos	1		
12	Se dispone de sistema para lavado de ojos	1		
13	Se prohíbe comer o beber	1		
14	Se prohíbe fumar	1		
15	Se dispone de tiempo para el aseo antes de abandonar la zona de riesgo dentro de la jornada	1		
16	Suelos y paredes fáciles de limpiar	1		
17	Los suelos y paredes están suficientemente limpios	1		
18	Hay métodos de limpieza de equipos de trabajo	1		
19	Se aplican procedimientos de desinfección	1		
20	Se aplican procedimientos de desinsectación	1		
21	Se aplican procedimientos de desratización	1		
22	Hay ventilación general con renovación de aire	1		
23	Hay mantenimiento del sistema de ventilación	1		
24	Existe material de primeros auxilios en cantidad suficiente (Anexo VI Real Decreto 486/97)	1		
25	Se dispone de local para atender primeros auxilios	1		
26	Existe señal de peligro biológico	1		
27	Hay procedimientos de trabajo que minimicen o eviten la diseminación aérea de los agentes biológicos en el lugar de trabajo		1	
28	Hay procedimientos de trabajo que minimicen o eviten la diseminación de los agentes biológicos en el lugar de trabajo a través de fómites	1		
29	Hay procedimientos de gestión de residuos	1		
30	Hay procedimientos para el transporte interno de muestras	1		
31	Hay procedimientos para el transporte externo de muestras	1		
32	Hay procedimientos escritos internos para la comunicación de los incidentes donde se puedan liberar agentes biológicos		1	
33	Hay procedimientos escritos internos para la comunicación de los accidentes donde se puedan liberar agentes biológicos		1	

34	Han recibido los trabajadores y trabajadoras la formación requerida por el Real Decreto 664/97	1		
35	Han sido informados las trabajadoras y trabajadores sobre los aspectos regulados en el Real Decreto 664/97	1		
36	Se realiza vigilancia de la salud previa a la exposición del personal trabajador a agentes biológicos	1		
37	Se realiza periódicamente vigilancia de la salud	1		
38	Hay un registro y control de mujeres embarazadas	1		
39	Se toman medidas específicas para el personal especialmente sensible	1		
40	¿Se dispone de dispositivos de bioseguridad?		1	
41	¿Se utilizan dispositivos adecuados de bioseguridad?		1	
42	¿Existen y se utilizan en la empresa procedimientos para el uso adecuado de los dispositivos de bioseguridad?		1	
	puntuación	33	8	1
	porcentaje de respuestas afirmativas:	80,49%		

Anexo 2. Medidas de contención según el nivel de contención recomendado por la guía INSST de riesgos biológicos.

Extraída de la guía técnica de exposición a agentes biológicos del INSST.

A. Medidas de contención	B. Niveles de contención		
	2	3	4
1. El lugar de trabajo se encontrará separado de toda actividad que se desarrolle en el mismo edificio.	No.	Aconsejable.	Sí.
2. El aire introducido y extraído del lugar de trabajo se filtrará mediante la utilización de filtros de alta eficacia para partículas en el aire (HEPA) o de forma similar.	No.	Sí, para la salida de aire.	Sí, para la entrada y la salida de aire.
3. Solamente se permitirá el acceso al personal designado.	Aconsejable.	Sí.	Sí, con exclusa de aire
4. El lugar de trabajo deberá poder precintarse para permitir su desinfección.	No.	Aconsejable.	Sí.
5. Procedimientos de desinfección especificados.	Sí.	Sí.	Sí.
6. El lugar de trabajo se mantendrá con una presión negativa respecto a la presión atmosférica.	No.	Aconsejable.	Sí.
7. Control eficiente de vectores, por ejemplo, de roedores e insectos.	Aconsejable.	Sí.	Sí.
8. Superficies impermeables al agua y de fácil limpieza.	Sí, para el banco de pruebas o mesa de trabajo.	Sí, para el banco de pruebas o mesa de trabajo y el suelo.	Sí, para el banco de pruebas o mesa de trabajo, el suelo, las paredes y los techos.
9. Superficies resistentes a ácidos, álcalis, disolventes y desinfectantes.	Aconsejable.	Sí.	Sí.
10. Almacenamiento de seguridad para agentes biológicos.	Sí.	Sí.	Sí, almacenamiento seguro.
11. Se instalará una ventanilla de observación o un dispositivo alternativo en las zonas de manera que se pueda ver a sus ocupantes.	Aconsejable.	Aconsejable.	Sí.
12. Laboratorio con equipo propio.	No.	Aconsejable.	Sí.
13. El material infectado, animales incluidos, deberá manejarse en una cabina de seguridad biológica o en un aislador u otra contención apropiada.	Cuando proceda.	Sí, cuando la infección se propague por el aire.	Sí.
14. Incinerador para destrucción de animales muertos.	Aconsejable.	Sí (disponible).	Sí, en el mismo lugar.

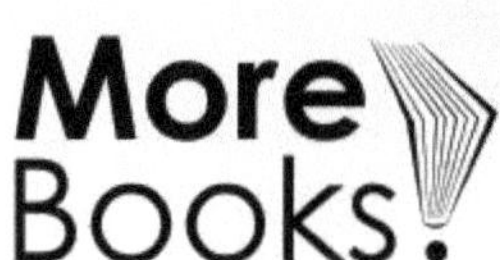

More
Books!

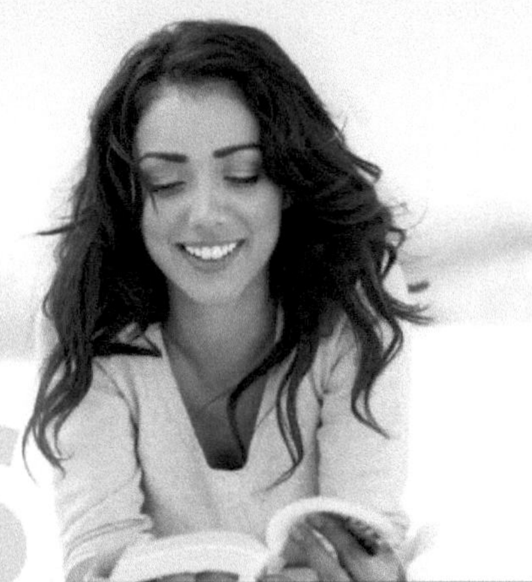

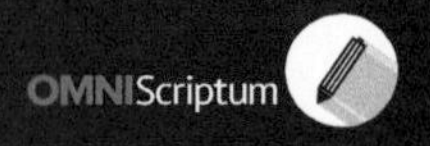

info@omniscriptum.com
www.omniscriptum.com
OMNIScriptum

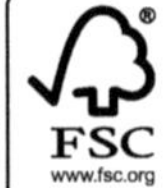MIX
Papier aus verantwortungsvollen Quellen
Paper from responsible sources
FSC® C105338

Printed by Books on Demand GmbH, Norderstedt / Germany